骨科远程医疗规范

省（市）、县域、乡镇三级医疗机构实践

主审　田军章　王一飞
主编　孙鸿涛

SPM 南方出版传媒
广东科技出版社｜全国优秀出版社
·广州·

图书在版编目（CIP）数据

骨科远程医疗规范：省（市）、县域、乡镇三级医疗机构实践 / 孙鸿涛主编. —广州：广东科技出版社，2021.5
ISBN 978-7-5359-7619-2

Ⅰ.①骨… Ⅱ.①孙… Ⅲ.①骨科—远程医学—医疗卫生服务—技术规范 Ⅳ.①R68

中国版本图书馆CIP数据核字（2021）第040132号

骨科远程医疗规范：省（市）、县域、乡镇三级医疗机构实践
Guke Yuancheng Yiliao Guifan：Sheng（Shi）、Xianyu、Xiangzhen Sanji Yiliao Jigou Shijian

出 版 人：	朱文清
责任编辑：	刘　耕
封面设计：	彭　力
责任校对：	廖婷婷
责任印制：	彭海波
出版发行：	广东科技出版社
	（广州市环市东路水荫路11号　邮政编码：510075）
销售热线：	020-37592148 / 37607413
	http://www.gdstp.com.cn
	E-mail：gdkjcbszhb@nfcb.com.cn
经　　销：	广东新华发行集团股份有限公司
排　　版：	创溢文化
印　　刷：	广州市岭美文化科技有限公司
	（广州市荔湾区花地大道南海南工商贸易区A幢　邮政编码：510385）
规　　格：	787mm×1 092mm　1/16　印张10.5　字数210千
版　　次：	2021年5月第1版
	2021年5月第1次印刷
定　　价：	88.00元

如发现因印装质量问题影响阅读，请与广东科技出版社印制室联系调换（电话：020-37607272）。

编委会名单

主　　审：田军章　广东省第二人民医院
　　　　　王一飞　暨南大学生物医药研究院
主　　编：孙鸿涛　广东省第二人民医院
副 主 编：余　斌　南方医科大学南方医院
　　　　　黄　枫　广州中医药大学第一附属医院
　　　　　李松建　南方医科大学珠江医院
　　　　　王　昆　中山大学附属第三医院
　　　　　张刚庆　广东省第二人民医院
　　　　　黎飞猛　广东省第二人民医院阳山医院
编　　委：高梁斌　中山大学孙逸仙纪念医院
　　　　　李贵涛　广东省第二人民医院
　　　　　齐　勇　广东省第二人民医院
　　　　　曾禄贤　广东省第二人民医院
　　　　　卢慧勤　广东省第二人民医院
　　　　　胡岩君　南方医科大学南方医院
　　　　　魏宽海　南方医科大学南方医院
　　　　　张良清　广东医科大学附属医院
　　　　　董伟强　广州医科大学附属第一医院
　　　　　董　航　广州中医药大学第一附属医院
　　　　　孟庆奇　广州市红十字会医院
　　　　　黄玉良　惠州市中心人民医院
　　　　　王贵清　清远市人民医院
　　　　　王永胜　广州市番禺区中心医院
　　　　　张敬良　顺德和平外科医院
　　　　　吴国宪　广州三得医疗科技有限公司
　　　　　禤睿平　北京中智达信科技有限公司
　　　　　刘昌顺　南方医科大学
　　　　　任妮娜　广东省第二人民医院阳山医院
　　　　　林周胜　广东省第二人民医院
编辑秘书：李文俊　广东省第二人民医院
　　　　　卢瀚宇　广东省第二人民医院
　　　　　卢芳连　广东省第二人民医院

序一

"落其实者思其树,饮其流者怀其源。"习近平总书记在给科技工作者代表的回信中指出:希望全国科技工作者弘扬优良传统,坚定创新自信,着力攻克关键核心技术,促进产学研深度融合,勇于攀登科技高峰。"实践出真知",在广东省科技工作者中,孙鸿涛教授组织了一群骨科医务人员,攻关克难,紧跟国家的需求,编写出版了这部《骨科远程医疗规范》专著,可喜可贺!

"奉命于危难之际"。今年要决战脱贫攻坚、决胜全面小康,全国的科技工作者重任在肩。在精准扶贫的岗位上,经济扶贫、教育扶贫、科技扶贫,各条战线,各司其职,守望相助,共克时艰。"没有全民健康,就没有全面小康",2018年1月,广东省第二人民医院骨科这个高端人才密集的单位,由孙鸿涛教授牵头,率先组织广东省第二人民医院与阳山县人民医院骨科、阳山县黎埠镇卫生院和黎埠镇燕岩村卫生室,开展省(市)、县域、乡镇三级医疗机构医务人员远程会诊,实现了省级优质医疗资源下沉到国家级贫困县最基层的精准扶贫。"甘为人梯,扶掖后学",在广东卫生系统,开了一个好头。同年6月,孙鸿涛教授召集广东省内骨科专家和有志于从事远程医疗的企业及高校师生,在阳山县成立了广东省生物医学工程学会骨科远程医学分会。"万点落花舟一叶,载将春色到江南",孙鸿涛教授用实际行动落实总书记"产学研深度融合"的殷殷嘱托,为把我国建设

Foreword I

成为世界科技强国，在岗位上做出奉献。

"采得百花成蜜后，为谁辛苦为谁甜"。这部专著及时地总结了骨科专家们，在远程会诊实践过程中积累的经验和体会，图文并茂地阐述了人体各个部位疾病的检查、诊断、治疗、康复等有关原则，实用性强。在防控新型冠状病毒疫情中，远程医疗发挥了重要作用，突显了其独特的优越性。在国内远程医疗事业蓬勃发展的新时期，这部《骨科远程医疗规范》将为专科领域远程医疗的开展，提供新的模式和技术上的指导，为有志于应用远程医疗精准扶贫的专家和基层医务工作者提供宝贵的实践经验！在庆贺孙鸿涛教授学术团队"更上一层楼"之际，我欣为之序。

钟世镇

中国工程院院士
南方医科大学教授
2020年12月

# 序二

随着互联网技术的广泛运用和普及推广,"互联网+医疗"也在深刻改变传统的医疗卫生服务方式。在此背景下,广东省第二人民医院于2014年建设了全国第一家网络医院,利用互联网将优质医疗卫生资源引导下沉到基层,促进基本医疗卫生服务均等化,取得良好成效。2015年7月,广东省第二人民医院开始在阳山医院集团建设阳山县网络医院,在阳山县人民医院、13个乡镇卫生院、159个村卫生站开展网络医院软硬件全覆盖。在之后2年时间内,当地4 000余人次通过该平台进行了远程诊疗,使村民在家门口就能通过互联网直接享受到省级医院的服务。

阳山县网络医院在取得初步成效的同时,也面临着高龄村医电脑操作能力差,方言沟通困难,远程问诊缺乏对应的查体和相关的影像学检查无法进一步判断病情等问题。为更好地发挥远程医疗健康帮扶的成效,2018年初,广东省第二人民医院骨科孙鸿涛主任医师团队积极探索"桌面对桌面"的多方实时远程会诊模式,2018年3月在阳山医院集团成立"广东省第二人民医院骨科远程医学中心"和"阳山县骨科远程医学中心"进行专科联盟性质的远程对接,成员单位还包括阳山县镇一级卫生院、村卫生站及省内十余家医联体机构。远程医学中心实行预约远程会诊制度,采取线上(必要时线下)会诊的方式,根据病情实际进行双向转诊。骨科远程医学中心的投入使用,实现了广东省第二人民医院骨科、县人民医院骨科、基层卫生院/村卫生站等多方实时病例讨论及培训。截止到2020年5

I

Foreword II

月底，共开展远程会诊657例，远程培训阳山基层骨科医务人员超过562人次。除骨科远程医学中心已投入使用外，心内科、眼耳鼻喉科、妇科、产科、脑科中心、普外科等专科远程医学中心也相继投入使用并取得初步成效。

本书总结了广东省第二人民医院互联网医院和阳山县网络医院建设及孙鸿涛主任医师团队在远程医疗实践中的经验和体会，是国内第一本详细介绍临床专科领域远程医疗实践的书籍，对于广东省第二人民医院积极探索以互联网医院为纽带联通省（市）、县域、乡镇，实现精准帮扶工作进行了有意义的前期探索。

"互联网+医疗健康"的智慧医疗模式是未来医疗服务的发展趋势，也是推动分级诊疗的重要手段，在各级医联体内，插上远程医疗的翅膀，可让更多偏远地区的患者受益。我相信本书的出版将极大地有利于人们对远程医疗理论和实践的了解，为广大参加"健康扶贫"的专家及基层一线的医务工作者开展"精准帮扶"工作提供宝贵的经验。

2021年1月

前 言

　　远程医疗是信息技术与医学实践相结合的产物，是一门新兴的边缘学科。通过远程医疗可向全国各地，甚至全球的患者、医生、医疗单位等提供医疗服务，如远程就诊、远程会诊、远程手术协作和远程学术交流等，可共享资深专家教授的无形资源，最大限度地发挥大型医院的技术优势，解决地区医疗技术力量不足的问题，减少患者的就医流动。

　　随着互联网和移动终端技术的飞速发展，远程医疗也走上了发展的快车道，不仅可以为那些医疗资源短缺、医生数目不足的农村和偏远地区带来医学专家资源，也可以使患者的社区、家庭康复及护理更为高效有力。当前，远程医疗已经成为国家大力推动的基层医疗助推器，优先发展县医院，并逐渐向镇卫生院、村卫生站推广，使常见病、多发病、危急重症和部分疑难杂症的诊治能够在县城内基本解决，推动县级医院与城市三级医院开展远程医学活动，实现远程会诊、远程教育等，充分发挥优质医疗资源的辐射作用，从而辅助分级诊疗的有序改革。

　　远程医疗所涉及的领域随着发展正在不断拓展、成熟，它可以涵盖临床各个专科，以及医疗保健、医学教育和管理等诸多方面。骨科疾病谱非常宽广，即便同是骨科专业的专家，也有不同的擅长领域，难以全面掌握所有骨科疾病的诊治，遇到疑难病诊断不清、治疗方案及手术技术难以确定，医生便无可奈何，患者只好千里跋涉寻找更专业的医生。远程医疗在骨科领域应用的最大优点在于，对紧急情况能实时寻求到专业的指导，让偏远地区患者及时得到大医院医学专家的救治意见、让骨科医生对即将主导的手术治疗获得专业化的实践经验。

　　孙鸿涛主任医师团队积极探索"互联网+医疗健康"，以广东省网络医

I

Preface

院为纽带，拓展专科联盟远程医学交流，联通省（市）、县域、乡镇，实现线上+线下精准帮扶，为远程医疗进行了有意义的前期探索，让更多患者能够在当地或基层医院得到及时诊断，免去路程上的奔波往返，节省了时间，提升了诊疗效率；基层医院医生通过"骨科远程医学中心"这个直观的交流平台，获得来自上级医院和各兄弟单位专家的技术培训和指导，真正实现优质医疗资源延伸、专业技术流动及医学信息共享。

本书首先概括介绍远程医疗的发展、意义、相关概念，然后介绍骨科远程医疗常见骨科疾病的诊疗知识，重点介绍疾病的临床表现、体格检查、辅助检查、鉴别诊断、治疗方法及远程诊疗需要注意的一些问题等，接着介绍骨科远程康复及管理、县域骨科远程医疗模式的建立及创伤救治远程医疗系统的建设。全书力图总结远程医疗结合于骨科临床工作的实践经验，突出实用性的特色。我们还有诊查常规和关键做法的视频学习资料，可以进入远程系统查看，同时我们将这些视频资料截图，收录于书中各论部分，并辅以文字说明，以方便没有用上远程系统的读者学习参考。

本书适用于渴望了解远程医疗及骨科医学知识的广大读者阅读和学习，对骨科年轻医师、医学生学习也大有裨益。由于我们经验和水平所限，不足之处在所难免，特别是随着远程医疗的发展，本书阐述的某些概念、观点与认知可能需要修正，某些做法需要改进和提高，欢迎广大读者多提宝贵意见，恳请同道指正。

编　者
2021年1月

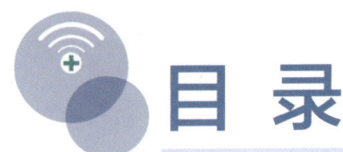

目 录

第一部分 总 论

第一章 概况 002
  第一节 远程医疗的现实意义 002
  第二节 远程医疗的发展现状及在骨科中的应用 004

第二章 相关概念 009
  第一节 远程医疗机构及人员 009
    一、骨科远程医学 009
    二、骨科远程医疗服务机构 010
    三、骨科远程医疗服务人员 011
    四、实践规范 014
  第二节 运行管理 016
    一、硬件设备 016
    二、数据 017
    三、人员 019
    四、维护 020
    五、隐私 021
  第三节 骨科疾病谱 022
    一、创伤性骨病 022
    二、退行性骨病 024
    三、感染性骨病 024
    四、肿瘤性骨病 025
    五、先天性骨病 025
  第四节 运行模式与支付方式 026
    一、远程医疗运行模式的要素 026
    二、远程医疗运行模式改变的需求 027

I

三、可采取的远程医疗运行模式 028

四、支付方式 029

第五节 合同文本和知情同意书文本参考 032

第二部分 各 论

第一章 骨科远程医疗咨询 042

一、前言 042

二、适用范围 042

三、骨科远程医疗咨询的内容 042

第二章 骨科疾病远程诊断与治疗 047

第一节 骨科疾病远程实时急救指导规范和指南 047

一、背景 047

二、内容 047

三、技术规范 054

第二节 肩关节疾病 056

一、疾病介绍 056

二、资料准备 059

三、肩关节查体图谱集 060

第三节 肘关节疾病 067

一、疾病介绍 067

二、资料准备 068

三、诊疗要点 068

第四节 腕关节疾病 070

一、疾病介绍 070

二、资料准备 073

三、腕关节查体图谱集 074

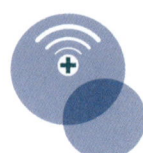

第五节 髋关节疾病	076
一、疾病介绍	076
二、资料准备	079
三、髋关节查体图谱集	080

第六节　膝关节疾病ㅤ088
　一、疾病介绍ㅤ088
　二、资料准备ㅤ089
　三、膝关节查体图谱集ㅤ090

第七节　踝关节疾病ㅤ096
　一、疾病介绍ㅤ096
　二、资料准备ㅤ097
　三、踝关节查体图谱集ㅤ098

第八节　颈椎疾病ㅤ102
　一、常见分型ㅤ102
　二、诊断标准ㅤ105
　三、资料准备ㅤ107
　四、治疗方案ㅤ108
　五、颈椎疾病查体图谱集ㅤ110
　六、管理规范ㅤ113

第九节　腰椎疾病ㅤ114
　一、腰椎疾病病因分类ㅤ114
　二、腰椎疾病的诊断ㅤ115
　三、常见腰椎疾病介绍ㅤ116
　四、资料准备ㅤ121
　五、腰椎疾病查体图谱集ㅤ121
　六、腰椎疾病的生活预防ㅤ126

Contents

第十节 骨折内固定术后并发症 127
一、疾病介绍 127
二、资料准备 128
三、诊断要点 128
四、治疗 131

第三章 骨科远程医疗康复与管理 136
一、引言 136
二、范围和定义 136
三、监督管理原则 136
四、临床实践原则 137
五、技术指导原则 138
六、伦理道德原则 139

第四章 互联网+与骨科远程医疗结合（阳山模式） 140
一、背景 140
二、阳山县骨科远程医学中心开展远程医疗的应用情况 140

第五章 县域骨科创伤救治远程医疗系统的建设 146
一、引言 146
二、总体要求 146
三、实施规划 147
四、骨科创伤救治远程医疗系统的技术条件 149

后记 150

参考文献 151

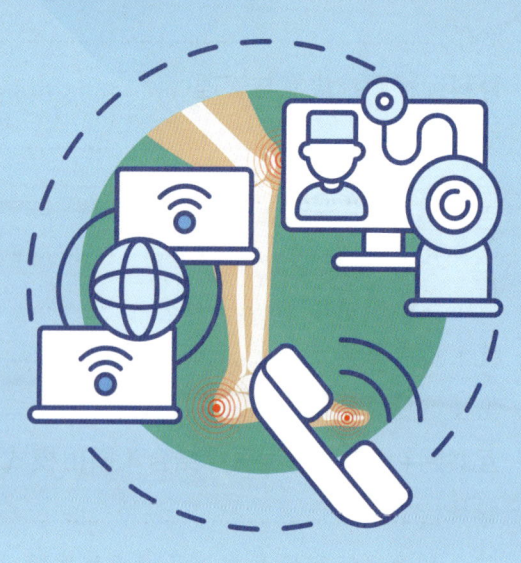

第一部分 总论

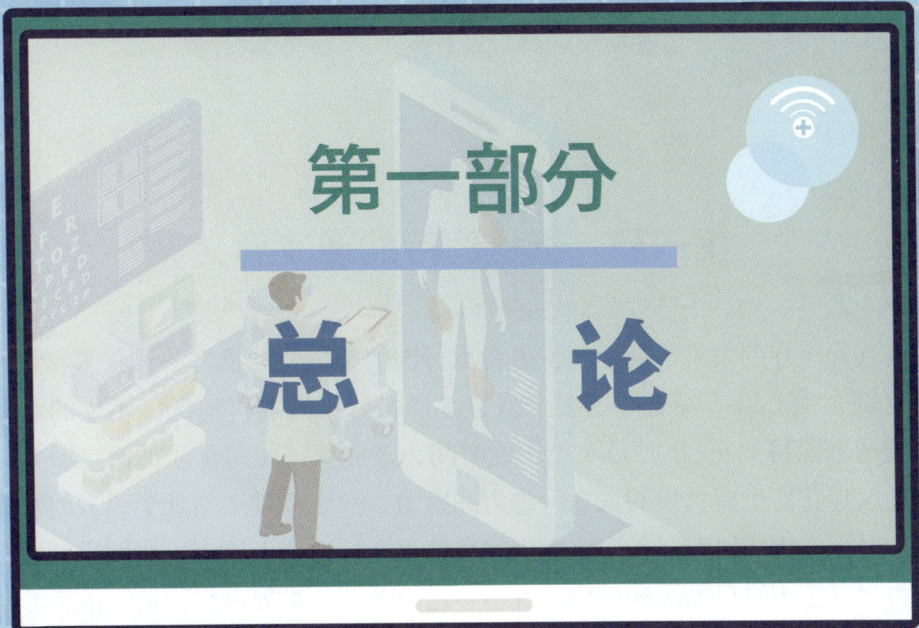

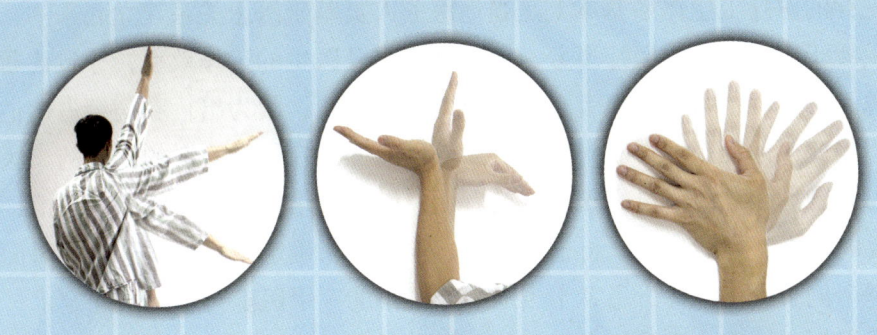

第一章　概　　况

第一节　远程医疗的现实意义

在远程医疗的发展早期，减少患者出行次数是主要动机之一。我国农村地区地域辽阔，中心城市辐射周围多个呈卫星群状分布的农村地区，不少的农村患者在交通方面可能花1小时乃至更长的时间，才能获得相对优质的医疗服务。面对面的医疗花费患者大量的人力、物力和财力，一定程度上增加了患者的看病难度。同时，在现实医疗服务中，不少来自偏远地区的患者因个人原因或者社会原因，被误导至不对口的医疗机构或者不合适的医务人员处进行诊治，最后的结果是人财两空。因此实践表明，现实面对面的医疗一定程度上难以满足我国现有的医疗卫生的需要，远程医疗服务可以通过互动视频会议、远程诊疗等，让偏远地区的患者和远在其他地区的富有专业能力的执业医生连线进行咨询交流，这非常有助于节省社会资源和减少患者医疗方面开支。

（一）远程医疗服务体系可以有效提高医疗服务运行效率

权衡医生和患者的时间是一个很有意义的研究课题，无论在技术还是管理方面，现存的医疗卫生体系基本上是当地医务人员基于医患关系建立起来的，优质的医生疲于应对大量的医疗事务，这不利于提升医生的工作效率，导致优质的医疗资源无法下沉；另外，患者对时间也同样的重视，因为出行看病会占用他们的时间。因此，远程医疗在时间效率方面较面对面医疗是有绝对的优势的。医生可以在与患者见面之前通过视频会议或者手机电话联络，初步了解患者病情，开具所需要的检查、检验项目，再根据检查、检验结果确定是否需要进行面对面的诊治。举个例子，一位骨折患者于当地中心城市的三甲医院行骨折内固定术，术后回家后根据主治医生意见定期于当地医院复查患处X线片，患者可与主治医生通过手机确定是否需要返回手术医院就诊及就诊时间。通过有效的远程医患沟通，患者和医生的需求同时都可以满足，这个例子应该也是目前现实医患远程交流的一个缩影，让我们明白远程医疗不一定是遥不可及的东西，远程医疗也并不一定需要投入巨大人力、物力、财力，这也说明了远程医疗在节省医疗成本、提高医疗服务效率方面的好处是毋庸置疑的。

现实的医疗服务体系本身是碎片化且缺乏协调性的，不能同时惠及医生和患者，因而难以维系可持续性。我国的医疗服务体系覆盖了全球20%的人口，这其中凝结了我国卫生工作者们不少精力与心血，可以说是非常成功的，个别的情况下，某个患者可能找到全国最好的医疗服务，但从整个医疗服务体系看，大部分患者就诊的大部分时候，难以找到最好的医疗服务。为改变医疗资源分配不均的现状，我们的卫生决策部门正在努力打造一个更实惠、更顺畅的创新服务系统。远程医疗可以以患者及其家庭为中心，提供高品质的、可协调的连续性医疗服务，同时又能兼顾满足医生和患者的不同需求。卫生管理部门可以通过认证和示范传播等激励措施促进医疗服务产出效果，以关注服务质量而非数量的做法，来降低人均医疗保险的费用。

（二）远程医疗服务体系可以更加有效治未病，推动和促进人口健康发展

当前的医疗体制主要关注于急性疾病的治疗和慢性病的诊断，反而忽视了如何缓解疾病的恶化。现在已经有许多设备能够完成远程监测患者的生命体征、用药依从性及检测运动机能。另外，智能手机和移动设备应用程序（APP）已经呈现爆炸式的增长，随着这些设备和软件的普及应用，以及这些设备使用者趋于老年化，他们的自我健康管理数据会为基层医务人员提供更多信息，通过远程疾病的监控，患者的疾病信息能够持续不断传送到医生那里，医生能在一种或更多样的环境下对患者的疾病进行连续性的监测和治疗方案的调整。因此，远程医疗服务在预防疾病发生发展上有显著的优越性，通过医生的分流引导，患者可以得到及时就医就诊，从而达到早期诊断早期治疗的目的。诸多研究已经充分表明，对慢性病、高危人群的健康管理进行及时的干预，可以有效减少患者的急诊和住院费用，同时改善了他们的健康状况。

（三）担忧及可能的解决方案

限制远程医疗发展的因素首先是担心对医疗事故承担责任，许多基层社区健康中心和偏远地区的小医院，都不倾向于让远程医疗服务人员给患者看病，这是因为目前的卫生法规还是鼓励医疗机构服务于该机构所在地的患者，而不是医务人员不在本地的医疗护理服务。这就导致医疗机构担心会为参与远程医疗服务的患者承担责任，日后的医疗法规应更明确地规定参与远程医疗的医务人员的资质证明和操作规范，并建立与晋升有关的奖惩机制从而引导优质的医疗资源参与到远程医疗服务当中来。其次，专业人员对远程医疗的过度担心导致远程医疗服务无法全面展开，这部分的担心似乎是多余的，因为远程医疗服务的拓展是以满足

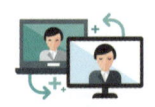

医务人员、患者、政府决策部门的多方面需求为目的的。对于远程医疗服务人员来说，是否可以获得相当于面对面看病获得的劳动收入是他们关心的重点，业界普遍寄希望于在控制个人医疗成本和远程医疗交流成本前提下尽最大可能提高远程医疗医务工作者的获益度。最后，患者担心被欺诈或者信息被滥用致使远程医疗覆盖的人口基数相应减少，这需要政府相关部门的政策宣传使得远程医疗的概念深入人心，需要对机密、隐私、获取和责任设置立法管理机制，远程医疗服务体系才能扩大服务人群范围。

（四）小结

远程医疗服务模式能提高医疗的治疗和安全服务水平，提高学习效率，减少医疗资源的差异，优化优质医疗资源缺乏地区的患者与外界的沟通渠道，缩小医护人员之间的知识和技能差距，从而改善当前医疗服务模式。另外，反知识垄断提高了职业满意度，支持了家庭医疗健康管理，高效整合公共卫生服务资源，避免了过度的检查与出行等，这些务实的做法可以使远程医疗达到事半功倍的效果。

第二节　远程医疗的发展现状及在骨科中的应用

（一）远程医疗的定义

1998年，世界卫生组织WHO明确远程医疗定义为：所有使用信息和通信技术交换有效信息进行疾病和损伤的诊断治疗、预防研究和评估。远程医疗服务可以改进高质量医疗健康服务的获得渠道，从而避免在患者所在地点发生所需医疗健康专家的短缺。结合现代互联网技术的发展及其在远程医学中的应用，远程医疗的具体定义可概括为：通过计算机与互联网等通信技术、医疗技术与设备，对医疗数据、文字、语音和图像资料进行远距离传送，实现医医之间、医患之间的信息传输和医疗服务等医疗活动。远程医疗的技术内容主要包括以病理、影像、检验等检查诊断为主的远程医疗诊断系统，以咨询、病例讨论及治疗为主的远程会诊系统，以教学、培训为主的远程医疗教育系统，以家庭病床、体征监测为主的远程监护系统等。研究表明，远程医疗能够降低患者的就医成本，在远期上降低受邀医疗机构的运营成本，且不增加接诊医生的医疗成本。因此远程医疗以其易于普及、诊疗质量高等特点，在减少临床诊断差异、加强临床管理及提供远程医疗保健方面具有巨大潜力。

（二）国外远程医疗的发展

具有现实意义的远程医疗始于20世纪60年代。欧美发达国家在远程医疗技术发展上位于世界前列，其发展路径和管理体制也相对先进，其中以美国、英国为代表。

目前普遍认为，远程医疗在美国的发展始于宇航局开展的各种各样的太空计划。20世纪60年代，美国航空航天局为了解零重力对人体生命体征的影响，率先应用遥测技术。同时期，医院、医学院等也纷纷开展实验性的远程医疗计划。这些计划都由于各种原因而以失败而告终。20世纪80年代末至90年代末，随着存储转发等关键问题的解决，计算机和通信技术有了极大的发展，远程医疗的发展进入加速时期。20世纪90年代末起，美国远程医疗进入快速发展时期，移动互联网的发展和移动便携设备的普及，使得低成本、更加便利的远程医疗成为可能，并扩展了远程医疗的服务模式。与此同时，美国通过制定实施标准、医保报销政策等支持远程医疗的发展。2000年，美国制定了远程医疗的标准，该标准分别于2004年、2011年得到修改；现阶段美国共有29个州有了远程医疗平价法案，共有48个州制定了远程医疗补助计划。

在此期间，远程医疗呈现出三个发展趋向：实施目的从为患者赢得了救治时间延伸到缓解医疗资源配置不均衡、减低医疗成本；服务项目从远程急救、会诊，增加到远程教育、监护、咨询等；开展地点从医院、医学中心等扩展到社区诊所和住所。

在英国，每年至少有180万人能从社区警报和远程保健服务中受益。在老龄化不断加速的过程中，远程医疗的使用缓解了医疗资源的压力，养老院的床位总体减少了25%。近年来，受益于网络和智能手机的普及，医疗服务的供给不局限于医院，开始真正走到患者身边。英国远程医疗商业化项目也逐渐成熟，成为除美国之外全球最领先的远程医疗中心。

从2011年开始，澳大利亚为了在全国范围内推进远程医疗，制定并实施了"国家电子医疗战略"，通过"国家宽带网络建设"，医院之间传输和查看病情图片更加快捷高清，视频会诊更加方便。时至今日，澳大利亚大部分乡镇医院都安装有远程医疗系统，能够与经济发达城市的大医院形成资讯互通，实现了良好的经济和社会效益。

（三）国内远程医疗的发展

我国地区差距、城乡差距和阶层差距较大，医疗卫生资源分布不均衡，远程医疗存在巨大发展必要性。

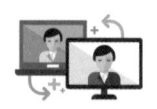

我国的远程医疗发展以集中进行基础建设为主且起步较晚。我国于20世纪80年代开始了远程医疗实践。到了20世纪90年代后期，我国远程医疗基础建设逐步完善，发展重心由科学研究转向实际应用。随着"金卫工程""军惠医院信息系统"等一系列项目的开展，2012年5月《"十二五"国家政务信息化工程建设规划》开始提出推动远程医疗试点，2015年2月，国家发展和改革委员会、国家卫生和计划生育委员会便发布在宁夏、云南等5省开展远程医疗试点工作的通知，拟探索远程医疗体系建设。进入21世纪以来，远程医疗在我国应用更加广泛，无线远程心电监控技术服务平台、急诊远程监护室等远程医疗新技术不断涌现。与此同时，移动设备的普及也带动了远程医疗市场化运营的初步尝试。我国的远程医疗进入高速发展期，许多医院开始开展基于软视频的远程会诊、高清终端会诊、3D手术远程示教和远程培训等工作，内容涉及临床会诊、影像会诊、教学培训、3D手术示教、多学科病例讨论与查房、学术会议等多种远程医疗活动，使我国的远程医疗系统建设度过了局域性研究试用阶段，发展为跨区域性一体化协同应用。

目前，我国已形成了多个具有代表性的远程医学网络。其一是以解放军总医院远程医学中心为首的远程医学网络，其业务服务范围涵盖了包括远程会诊、远程紧急救治、居家养老远程服务、远程教育、疑难病例及多学科远程讨论、远程学术交流及远程医学健康管理等不同方面内容；其二是以上海市中山医院为代表的远程医学网络，其与上百个医院建立了远程会诊和远程教育系统；其三是广东省第二人民医院/广东省网络医院，其在社区医疗中心、农村卫生室、大型连锁药店等处建立网络就诊点，在线医师完成诊治并开具处方后，患者可在社区中心或药店直接拿药，并且还开展了针对偏远山区、县镇村多级医疗机构的远程会诊，形成了多渠道、多方式互补的远程医疗模式。这三种远程医学网络可以说代表了我国目前最为先进的远程医疗技术，其实践经验也为我国其他医疗机构开展各项远程医疗服务起到了良好的示范作用。

目前，远程医疗已经和多个学科建立了重要联系，有关远程医疗技术在各种疾病治疗上的研究也是非常丰富的。学者们对远程医疗系统在重型脑外伤院前急救、老年保健、儿童专科、慢性病的随访与诊治等做了相关研究。

国家政策是支持远程医疗发展的基础。对于远程会诊工作，我国政策支持及对相关问题规定较为充分，如《关于加强远程医疗会诊管理的通知》《关于推进医疗机构远程医疗服务的意见》《关于组织开展省院合作远程医疗政策试点工作的通知》、国家卫生健康委员会《关于进一步做好分级诊疗制度建设有关重点工作的通知》《关于促进"互联网+医疗健康"发展的意见》等文件，对远程会诊都有较为详细的规定。虽然我国目前已出台多项规定鼓励远程医疗的发展，但相关政策仍不完善。如远程医疗的监管制度，相关资金补偿制度，远程医疗的信息安全和患者隐私保护不周，以及相关责任问题不清等。

从整体上来看，我国对远程医疗的宏观规划及远程医疗的实践尚处于早期探索阶段，其进一步完善既需要国家层面的政策支持与规划，也需要广大实施者群策群力。

（四）骨科远程医疗的发展

1. 骨科远程诊断

现代影像技术的发展为骨科的临床诊断提供了越来越多的线索，同时也为骨科远程诊断的开展奠定基础。除传统意义针对疑难病症的远程异地会诊外，将远程诊疗技术用于院内上下级医师间的病情沟通也可以极大提高诊疗效率和精确性。有专家利用开发的免费移动应用程序进行院内专家、下级医师及医学生之间的诊断及教学活动，使诊断时效性显著提高，同时使患者病情能够得到动态观察。除结果判读和临床决策类的任务，远程医疗技术在骨科方面还可执行阅片等数字化检查项目。

2. 骨科远程手术

远程骨科手术机器人可以有效提高手术的精确性，提高手术效率，在微创骨科手术中得到了较为广泛的应用。通过远程骨科手术机器人开展骨科手术治疗，可实现手术机器人与远程会诊及控制技术的结合，其主要原理如下：手术示教转播系统负责将骨科机器人系统手术场景和音视频信号等通过远程医学平台发送到远程骨科机器人专家端系统，同时，接收来自远程专家端手术规划方案、远程手术控制信号及场景等。2007年，美国开始研究远程微创外科手术机器人系统项目，采用达芬奇系统在华尔特里德陆军医学中心和约翰霍普金斯医院之间开展远程手术研究。2006年北京积水潭医院利用自主研发的远程外科机器人辅助胫骨髓内钉内固定系统治疗胫骨骨折，实现了异地远程骨科手术。2015年来勇臣等报道了远程骨科机器人利用"遥规划技术"，将手术规划和操作分离，使权威专家借助互联网远程指导地区医疗机构开展手术，骨科专家通过远程手术服务平台遥控操作机器人为患者实施手术。

3. 骨科远程随访

疾病治疗的随访工作往往耗费很高的时间成本和经济成本。而目前常用的电话随访由于其局限性，对患者的病情难以可靠全面地评估。快速发展的远程医疗很好地弥补了这块短板。随着智能手机的日益普及，基于智能手机的远程随访成为一个重要的替代模式。侯景义等发现智能手机远程随访可促进腰椎术后患者的康复。

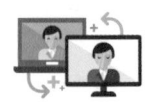

（五）远程医疗规范化的现状

随着远程医疗的发展，将会有越来越多的专科及疾病能够开展远程服务，但并非所有疾病均可实行远程医疗，且不同疾病的远程医疗的开展均具有其各自特点，不能一概而论。我国尚未出现对远程医疗疾病诊疗范围的相关研究或概述，也没有相关指南或专家共识等指引远程医疗的开展。此类问题仍需在实践中进行考量。美国在远程医疗的专业化及规范化指导方面做出的成绩值得我们借鉴。美国的相关学会目前已经对远程脑中风、病理及皮肤病等进行了指南编写，可供相关远程实践参考。目前国内外都没有有关骨科的远程医疗指南，而骨科疾病在远程医疗中占据较大比重，所以骨科远程医疗相关专家共识或实践指导是远程医疗专科化发展的需求。

第二章 相关概念

第一节 远程医疗机构及人员

一、骨科远程医学

骨科远程医疗是指为了提高患者的健康状况，通过电子通信技术在不同地点之间交换医疗信息，进行骨科诊疗的活动，其功能基本可分为远程医疗监护、远程诊断和会诊、远程手术及治疗等。依托包括双向视频、电子邮件、智能手机、无线设备等多种形式的远程通信技术应用与服务，骨科远程医学表现形式有视频会议、静态画面和数据传输、患者门户信息系统、电子健康档案、移动医疗、远程监控、继续医疗教育和医疗呼叫中心等。

（一）远程医疗系统的组成

远程医疗系统的组成包括省（市）、县域、乡镇三级医疗中心和医疗站点、医疗信息中心。

医疗中心和医疗站点配备有现代化的医疗设备，还有专家、医护人员和医疗对象。

医疗信息中心：医学中心数据库、远程医疗信息系统等，这是远程医疗的基础，它包括有足够的医疗信息，而且通常是以数字化格式存储的，如X线片、MRI、CT及其他图像，化验分析单，检验报告，处方，账单，可供三级中心各站点共享使用。

（二）远程医疗系统的功能

远程医疗系统按功能可划分为远程医疗监护、远程诊断和会诊、远程手术及治疗。

远程医疗监护：可对远端患者的主要生理参数，如心电、体温、呼吸、血氧饱和度等进行监测，有的可提供医学咨询和指导。这类系统可用于对慢性病患

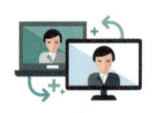

者、老年病患者、残疾患者的居家监护。简单的如远程心电监测、心电BB机等，较高级的系统可以传输静态医学图像、诊断单、化验单、生理参数监测（心电图、血压、体温、血氧饱和度）等，以便于医生根据这些信息进行远程诊断，医疗指导。这类系统能实现远程医疗咨询、指导。

远程诊断和会诊：是目前广泛发展的远程医疗，需借助于影像归档和通信系统（PACS，picture archiving and communication systems）及医疗信息系统。医疗中心的专家通过观察远端患者的医学图像和检测报告进行诊断和会诊，它可以传输静态医学图像、诊断单、化验单、生理检测报告等，有的还具有传输动态图像的能力，可以从远程监护患者状态。医生根据这些信息进行远程诊断、医疗指导，实现远程诊断和会诊，为医疗水平较低的远端医疗场所的医生提供咨询建议，共同做出正确诊断。

远程手术及治疗：是一种可控交互式远程医疗系统，使用虚拟现实和医用机器人（智能机械手），对远端患者施行必要的手术治疗和处理。这是目前国外努力的方向，也是国外生物医学工程研究的热点之一。为了实现远程手术，对医学电视、遥控、精密机械、传感技术、高速数据传输、数据压缩等方面都提出了新的挑战。

二、骨科远程医疗服务机构

本规范中的医疗机构是指组织、机构和商业实体（包括在线服务实体），包括省（市）、县域、乡镇三级医疗机构中的骨科专业相关科室及急诊科和社区卫生服务中心或卫生站等。

骨科远程医疗机构按分级诊疗模式，有省（市）、县域、乡镇三级定位，是按照疾病的轻、重、缓、急和治疗的难易程度进行分级、分类诊疗，不同级别的医疗机构承担不同疾病的治疗，以促进各级医疗机构分工协作，合理利用医疗资源，实行一、二、三级机构分级诊疗和"双向转诊"。

省（市）级骨科远程医疗机构，是指以省属或市属大型三甲医院骨科为核心的远程医疗机构，可完成疑难、危重骨科疾患的远程会诊或诊疗。县域级骨科远程医疗机构是指以县或区属三级和二级医院骨科为核心的远程医疗机构，可完成常见或重大骨科疾患的远程会诊或诊疗。乡镇级骨科远程医疗机构，包括村卫生室（社区卫生服务站）、乡镇级医院（卫生院）、社区卫生服务中心及其他二级甲等以下医保（新农合）民营定点医疗机构，能保障完成骨科远程医疗分级诊疗的首诊。

骨科远程医疗服务机构取得《医疗机构执业许可证》后，开展各项远程医疗行为，需依据《执业医师法》《医疗机构管理条例》《护士条例》《远程医疗服务管理规范（试行）》等有关法律、法规和规章，制定标准的远程医学实践操作规程或指南。

开展骨科远程医疗服务，须符合《医疗机构管理条例》，以及《远程医疗服务管理规范（试行）》有关要求，向卫生行政部门远程医疗管理服务中心提交专业技术能力评估验收申请，经远程医疗管理服务中心评估验收，符合国家相关技术标准后，方可开展骨科远程医疗服务。

开展骨科远程医疗服务，应当制定本机构远程医疗服务管理规章制度、信息保密措施、奖惩制度、考核激励机制等制度规范。

开展骨科远程医疗服务，应当建立本地区骨科远程医疗服务专家资源库。开展骨科远程医疗服务的应当独立设置骨科远程医疗中心，明确专人负责。骨科远程医疗中心根据功能定位，分为省（市）级远程医疗中心、县域级远程医疗中心、乡镇级远程医疗中心。

骨科远程医疗中心是开展远程医疗服务的专业部门和重要场所。各级远程医疗中心应当参照国家相关标准建设，配备与开展远程医疗服务相适应的设备、设施和其他辅助设施。

省（市）级骨科远程医疗中心应当配备至少2名专职业务管理人员和2名专职系统维护人员，县域级和乡镇级远程医疗中心应当配备至少1名专职业务管理人员和1名专职系统维护人员。

运用信息化技术时，在一方医疗机构使用相关设备，精确控制另一方医疗机构的仪器设备（如手术机器人）直接为患者进行实时操作性的检查、诊断、治疗、手术、监护等医疗活动，其管理办法和相关标准规范执行国家规范和技术标准。

三、骨科远程医疗服务人员

本规范中的骨科远程医疗从业人员是指从事骨科远程医疗服务工作，取得劳动报酬或经营收入的各类人员，主要包括：医疗机构开展远程医疗服务的医务人员、医疗机构远程医疗服务中心工作人员、信息化技术营运管理人员。

骨科远程医疗服务从业人员行为规范包括基本行为规范和与职业相对应的分类行为规范。骨科远程医疗服务从业人员，应遵守基本行为规范，以及与职业相对应的分类行为规范。

（一）基本行为规范

以人为本，践行宗旨。坚持救死扶伤、防病治病的宗旨，发扬"大医精诚"

理念和人道主义精神，以患者为中心，全心全意为人民健康服务。

尊重患者，关爱生命。遵守医学伦理道德，尊重患者的知情同意权和隐私权，为患者保守医疗秘密和健康隐私，维护患者合法权益。

优质服务，医患和谐。言语文明，举止端庄，加强医患之间和远程医疗服务医疗机构之间的交流与沟通，自觉维护行业形象。

遵纪守法，依法执业。自觉遵守国家法律法规，遵守医疗卫生行业规章和纪律，严格执行所在医疗机构各项制度规定。

廉洁自律，恪守医德。弘扬高尚医德，严格自律，不利用执业之便谋取不正当利益。

严谨求实，精益求精。热爱学习，钻研业务，努力提高专业素养，诚实守信，抵制学术不端行为。

爱岗敬业，团结协作。忠诚职业，尽职尽责，正确处理同行同事间关系，互相尊重，互相配合，和谐共事。

（二）骨科远程医疗服务医务人员行为规范

遵循医学科学规律，不断更新医学理念和知识，保证骨科医疗技术应用的科学性、合理性。

规范行医，严格遵循骨科专业临床诊疗和技术规范，使用适宜的诊疗技术和药物，因病施治，合理医疗，不隐瞒、误导或夸大病情，不过度医疗。

学习掌握人文医学知识，提高人文素质，对患者实行人文关怀，真诚、耐心与患者沟通，尊重患者，保护患者隐私。

认真执行医疗文书书写与管理制度，规范书写、妥善保存病历材料，不隐匿、伪造或违规涂改、销毁医学文书及有关资料，不违规签署医学证明文件。

依法履行医疗质量安全事件、传染病疫情、药品不良反应、食源性疾病和涉嫌伤害事件或非正常死亡等法定报告职责。

认真履行医师职责，积极救治，尽职尽责为患者服务，增强责任安全意识，努力防范和控制医疗责任差错事件。

严格遵守医疗技术临床应用管理规范和单位内部规定的医师执业等级权限，不违规临床应用新的医疗技术。

严格遵守药物和医疗技术临床试验有关规定，进行实验性临床医疗，应充分保障患者本人或其家属的知情同意权。

爱护远程医疗仪器设备，遵守各类操作规范，及时、准确出具远程病理、影像检查或检验报告，提高准确率。不谎报数据，不伪造报告。发现检查或检验结果达到危急值时，应及时提示邀请方医师注意。

（三）骨科远程医疗中心工作人员行为规范

热爱本职工作，认真履行岗位职责，增强为临床服务的意识，保障远程医疗服务工作正常运营。

刻苦学习，钻研技术，熟练掌握本职业务技能，认真执行各项具体工作制度和技术操作常规。

爱护公物，落实安全管理措施，保持远程医疗中心环境卫生，为远程医疗服务提供安全整洁、舒适便捷、秩序良好的环境。

（四）骨科远程医疗服务信息化技术运营管理人员行为规范

严格执行信息安全和医疗数据保密制度，不得泄露、买卖医学信息。

认真履行岗位职责，不断改进工作作风，保证系统正常运行和信息传递顺畅；积极配合医疗机构开展远程医疗服务相关业务。

（五）具备下列条件的医务人员可以作为本地区骨科远程医疗服务专家资源库候选人

有良好的业务素质和执业品德。

身体健康状况能够胜任远程医疗服务工作。

受聘于正规医疗机构，本人执业范围、专业技术为骨科。

省市级受邀方专家应当具有骨科高级专业技术职称，县域级受邀方专家应当具备高年资骨科中级以上专业技术职称（特殊远程医疗服务项目及急诊需求除外），乡镇级受邀方专家应当具备医疗专业中级以上职称。

了解骨科远程医疗业务流程及远程医疗相关规范。

（六）骨科远程医疗服务专家资源库候选人出现下列情形之一的，不得从事远程医疗服务

因健康原因不能够胜任远程医疗服务工作的。

变更受聘单位或被解聘的。

本人执业范围、专业技术同骨科专业不一致的。

不具备完全民事行为能力的。

省级卫生行政部门规定的其他情形。

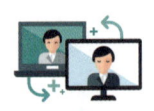

四、实践规范

骨科远程医疗服务人员需要遵循远程医疗的学术规范和标准，同时需要结合远程骨科医疗服务的具体内容、场所、时间等为患者提供医疗服务。

骨科医疗服务人员在开展远程医疗服务时，需要遵守骨科专业规范和临床指南。针对骨科远程医疗专业特点而对临床诊疗规范的修正需要符合临床规范要求。

（一）骨科远程医疗分级、分类诊疗建议

本建议所含诊疗内容，只针对骨科远程医疗服务机构提供远程医疗服务时的分级诊疗。

骨科远程医疗分级诊疗是按照疾病的轻、重、缓、急及治疗的难易程度进行分类的，不同级别的医疗机构承担不同疾病的治疗，以促进各级医疗机构分工协作，合理利用医疗资源。

基层首诊是指在基层医疗机构开展的诊疗活动，是骨科远程医疗分级诊疗的首诊。在以下医疗机构就诊为基层首诊：村卫生室（社区卫生服务站）、乡镇卫生院、乡镇中心卫生院（社区卫生服务中心）、县级公立医院、二级甲等及以下医保（新农合）民营定点医疗机构。

需要特殊陪护才能就医的特殊人群（包括65岁以上老年人、0~6岁婴幼儿、重度残疾人、意识障碍者等）、急危重症患者（包括失血性休克、骨盆骨折、大肢体离断伤、重症多发骨折等患者）需及时到正规医院就诊，由医务人员视情况安排远程诊疗。

各骨科远程医疗服务机构应按照《分级诊疗指南》《分类诊疗指南》和《手术分级管理办法》的规定，遵循分级诊疗和资源共享的原则，开展双向转诊工作，建立双向转诊绿色通道，确保医疗服务的连续性。病历共享实行转诊医院负责制，保证医疗质量和医疗安全。此外，部分地区也可根据医院等级间的上下关系在行政区划内进行双向转诊。

骨科专业急、危、重症指在短时间内有危及生命或严重致残征象的伤患：包括骨盆骨折、失血性休克、骨筋膜室综合征、四肢离断、毁损伤等，医疗机构及时急诊处理缓解症状，再提请远程医疗请求。

（二）骨科专业急、危、重症会诊要求

急、危、重症患者需要会诊的，受邀方应即时响应，组织相关专家指导救

治。紧急情况下，邀请方可先电话告知受邀方要求急会诊，受邀方须在5分钟内响应邀请方。涉及多科的危重患者、突发事件卫生应急和紧急医疗救援的抢救，需及时邀请多科专家急会诊，待病情有所缓解或事后在会诊单上补写受邀方的处理意见。

急诊会诊时，邀请方应为会诊准备好必要的临床资料，并介绍病情，受邀方认真填写会诊记录。

会诊后需转院治疗者，受邀方应开通绿色通道接诊并做好应急和紧急医疗救援准备。

骨科远程医疗进行时需要通过一定方式来验证远程医疗服务人员和患者的身份。对于在医疗机构进行的远程医疗，可以在医疗机构内进行医护人员和患者身份验证。患者在医疗机构之外的场所（如家中）进行远程医疗时，医护人员需向患者（或其法定代表人）提供远程医疗资质证书、医疗执业信息及工作证和相关信息的验证方式。患者在开始远程医疗之前则需要提供自己的姓名、出生日期和联系信息。远程医疗服务人员可以正式邀请患者核实自己的身份证明。如果患者和远程医疗服务人员此前已建立联系，且已验证过对方身份，则此过程可以省略。

为满足医疗费用支付需要，骨科远程医疗机构和医疗服务人员应该记录（如在电子健康档案中）患者和远程医疗服务提供者的位置（如执业的协会、省市）。但医疗服务人员不必向患者说明其所在的具体位置，特别是当医疗服务人员在家提供远程医疗服务时。

骨科远程医疗机构和服务人员需要审查患者对医患之间额外沟通的期望值，例如，患者是否希望医护人员在远程医疗间隔期通过电话或其他通信方式与其保持联系，何时联系比较方便。另外，还需要审查远程医疗间隔期的紧急情况处理办法。

骨科远程医疗中心医护人员应了解患者所在地的医疗卫生资源和交通情况，必要时能够为患者提供医疗服务建议。与此同时，医护人员应根据患者的医疗保险类型为其推荐适合的卫生保健服务，避免给患者带来不必要的经济负担。

当骨科远程医疗服务人员通过个人电脑和/或移动设备为患者提供医疗服务，而患者在诸如当地医院、社区门诊、学校、图书馆等有医护人员在场的公共场所时，患者所在地的医疗服务人员需要熟悉应急处理程序。当患者所处的环境中没有医护人员在场时，医疗服务人员可以要求患者提供家庭或社区成员的联系信息，以便在出现紧急情况时，可以向这些人员寻求帮助。这些人员被称为"患者紧急联系人"，需要由患者或其法定监护人选定，而后才能进行远程医疗操作。某些情况下，患者所在的场所不具备紧急情况处理条件时，远程医疗服务人员需要与患者的主管医生或紧急联系人共同建立基本的应急处理程序，包括：了解地方医疗急救机构和急救电话，熟悉距离最近的医院急诊科位置，备有患者家庭成员或紧急联系人的联系方式。

第二节　运行管理

一、硬件设备

按照远程医疗的模式，常用到的硬件设备可分为以下四类。

（一）音视频设备

如摄像头，麦克风，扬声器等。

（二）显示设备

如会诊显示屏，医疗显示屏，投影机等。

（三）服务及通信设备

物理服务器，交换机，路由器，VPN（virtual private network，虚拟专网）设备等。

（四）云端设备

云服务器，云数据库等。

根据设备的属性及类型，采取不同的管理模式。

针对第一、第二类设备，在选型采购时，就应当购买知名品牌的性能较优异的型号，并且最好多采购一台以作后备使用，以减少由于设备故障而带来的维护成本增加及服务中断。由于这类设备通常会采用固定的安装方式，最好由设备科管理人员或远程医疗中心的人员进行周期性的运行情况检查，如开关机情况、设备功能使用情况，在每次开展业务前，最好也能排查一次。

对检查的操作方式和检查的对象，编制检查表格并形成追踪记录，以做到有迹可循，并且随着规模的扩大或人员的变动，仍能保证检查工作的一致性。

在开展业务的时候，应保证设备能按照最优参数进行运作，针对设备的属性，应根据现场的情况进行最优设置。

①摄像类。设置对焦位置，焦距大小，感光度大小，分辨率大小，信号输出类型。

②声音类。设置拾音/扩音增益，音量大小，拾音/扩音位置，高中低音的调节。

③显示类。设置摆放距离、分辨率、对比度、亮度、色温，针对DICOM（digital imaging and communications in medicine，医学数字成像和通信）数据的显示，还需要把屏幕显示模式调整为DICOM模式。

针对第三、第四类设备，管理的模式主要是健康管理并形成追踪记录，根据运行的类型采取不同的管理模式。

①物理设备。服务器、防火墙、交换机等设备，在制造的时候已针对高强度、连续性使用进行了针对化的设计，并且随着制造工艺的越来越先进，这类型的设备出现故障的概率比较小，但万一出现故障，会带来大面积的影响，所以为了减少出错的概率，通常采用冷热备份，多机备份，高可用设计架构等方式进行设备数量的配置及拓扑架构的设计。除了设备的容错设计外，需要专职的运营人员对设备进行长期、定时的健康追踪、系统的不断优化，以保证设备运行在最佳状态，如果设备数量较多，可以多采取自动化运营的方式、增加运营人员的方式来保证设备的安全运作。

②云设备。目前云架构模式已经在电商、金融等领域大面积使用，并且随着近年来移动用户的剧增，云架构模式也变得越来越稳定、灵活、廉价，在远程医疗这一业务场景，云架构模式是非常适宜的。云架构模式在高可用这一环节，与传统物理设备架构相比有得天独厚的优势，可以大大地减少运营的压力和运营成本，让用户聚焦在业务扩张上，在设计远程医疗中心的时候，应尽可能优选这一种架构模式。由于云设备通常在各地都有数据中心，所以在选择上，应尽量选择最靠近业务核心的分中心，以保证网络的低延时，同时多了解云商的产品组合，尽量选择现成的云产品，如云主机、云数据库、云安全服务、云预警服务等，一来可以减少自己搭建服务的成本，二来由于这些产品有大量同类用户，云商在调优及安全管理上，会更加成熟。

二、数据

数据可以说是在远程医疗中，最重要的一个环节，患者的数据起到举足轻重的作用，数据的丰富程度、可用程度的高低直接影响着远程医疗业务的开展，所以应针对数据的可用性、安全性来进行管理。

由于各地存在信息化程度的差异、医疗水平的差异，加上资源投入的不一，

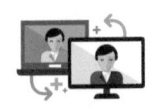

造成各大医疗机构的患者数据标准差别较大，大大增加了患者数据共享的难度。远程医疗的核心，在于利用互联网技术来实现医疗资源的均衡，提升落后地区的医疗水平。医疗决策都是基于数据来进行的，所以在数据的可用性设计上，应首要解决数据的结构化、标签化、标准化、精细化等多个方面的问题，力求实现患者数据连续性可用。为了实现这一目标，除了在数据集成平台、临床数据中心等方面进行建设外，可以有条件地不断建立病种数据库，以临床的角度来组织和整理数据，以实现数据的利用和未来的挖掘。

数据信息安全，顾名思义就是要保护数据信息免受威胁的影响，从而确保业务平台的连续性，缩减业务平台有可能面临的风险，为整个业务平台部门的长期正常运行提供强有力的保障。

（一）数据信息安全存储要求

数据信息存储介质包括：纸质文档、语音或其录音、输出报告、硬盘、磁带、光存储介质。

存储介质管理须符合以下规定：

包含重要、敏感或关键数据信息的移动式存储介质须专人值守。

删除可重复使用存储介质上的机密及绝密数据时，为了避免在可移动介质上遗留信息，应该对介质进行消磁或彻底的格式化，或者使用专用的工具在存储区域填入无用的信息进行覆盖。

任何存储媒介入库或出库均需经过授权，并保留相应记录，方便审计。

（二）数据信息传输安全要求

在对数据信息进行传输时，应该在风险评估的基础上采用合理的加密技术，选择和应用加密技术时，应符合以下规范：

必须符合国家有关加密技术的法律法规。

根据风险评估确定保护级别，并以此确定加密算法的类型、属性，以及所用密钥的长度。听取专家的建议，确定合适的保护级别，选择能够提供所需保护的合适的工具。

机密和绝密信息在存储和传输时必须加密，加密方式可以分为对称加密和不对称加密。机密和绝密数据的传输过程中必须使用数字签名以确保信息的不可否认性，使用数字签名时应符合以下规范：充分保护私钥的机密性，防止窃取者伪造密钥持有人的签名；采取保护公钥完整性的安全措施，例如使用公钥证书；确定签名算法的类型、属性及所用密钥长度；用于数字签名的密钥应不同于用来加密内容的密钥。

（三）数据信息安全等级变更要求

数据信息安全等级经常需要变更。一般地，数据信息安全等级变更需要由数据资产的所有者进行，然后改变相应的分类并告知信息安全负责人进行备案。对于数据信息的安全等级，应每年进行评审，只要实际情况允许，就进行数据信息安全等级递减，这样可以降低数据防护的成本，并增加数据访问的方便性。

（四）数据信息安全管理职责

数据信息涉及各类人员的职责如下。

1. 拥有者

拥有数据的所有权；拥有对数据的处置权利；对数据进行分类与分级；指定数据资产的管理者或维护人。

2. 管理者

被授权管理相关数据资产；负责数据的日常维护和管理。

3. 访问者

在授权的范围内访问所需数据；确保访问对象的机密性、完整性、可用性等。

三、人员

技术人员应掌握电脑和移动设备安全技术，将这些问题作为隐私和安全条款协助进行患者教育。远程医疗服务人员和患者均能够使用视频会议的隐私保护功能，这些功能应包括：音频静音、视频静音，以及在公开模式和隐蔽视听模式之间轻松转换。

患者和/或远程医疗服务人员使用移动设备时，应特别注意信息传输中的隐私保护。远程医疗服务人员应保证存储患者联系方式的设备设置有严格的访问权限。在对设备信息进行访问之前，需要经过验证或采取相应的安全措施。如果有可行的多重认证办法，应采用多重认证。设备应配有功能锁定设置，超过规定的密码错误次数或认证时间将无法登陆。反应时滞应不超过15分钟，在运输或不可控的情况下，远程医疗服务人员应负责保存这些移动设备。未经授权，任何人不得访问存储在设备中的敏感信息，或使用该设备进入敏感的应用或网络资源。如设备丢失或被盗，远程医疗服务人员应能够远程毁坏该设备或删除该设备中的信息。远程医疗服务人员和机构可以建立定期清理或删除移动设备中远程医疗相关文件的机制。

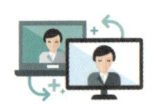

远程医疗服务人员应将可能的、非特异性存储的数据和信息告知患者,并与患者就记录服务进行讨论与指导,例如,如何保存信息及患者的个人隐私。

如果医疗机构或医疗服务人员对远程交流进行记录,应该对数据采取最高级的加密措施。只有获得授权的用户才能访问,避免数据的泄漏、非法授权访问和/或共享。同时,应有警报装置。专业人员也可能希望与公众讨论有关患者分享的政策,有关该问题的协议能保护患者和专业人员的安全。记录需要被存储在一个安全的位置。只有获得授权的用户才能访问该记录。

四、维护

在运行维护上,可以参考ITIL(information technology infrastructure library,信息技术基础架构库)服务体系进行。ITIL是一个方法论体系,它深入分析了IT(信息技术)服务各要素之间的关系,论述了它们的管理原理。

ITIL是信息系统运营与服务管理标准,用于定义IT部门管理工作中需要的各个工作程序(process),以及各个工作程序之间的相互关系。

ITIL并不是一套理论模式,它所根据的是最佳的实际经验。其中的许多经验不但广为人知,而且有无数的IT机构都是采用它来提升IT服务的效率及加强IT部门间的横向沟通。这套方法论历经了十数年的考验,证明是最被IT业界广为接受的一套经营IT经验指南,等于是IT管理的业界标准。ITIL将IT的工作分为两大类,分别为服务支持(service support)和服务提供(service delivery)。服务支持针对的是一般系统的运作部分,目的是让使用者可以顺利存取到IT服务。其中包括服务台(service desk)、事件处理与追踪、问题处理与追踪、系统变更、系统配置设定的记录与维护,以及版本的发行与控管。服务提供则是IT部门对客户提供信息服务时应有的工作程序。其中包括服务层级的约定与管理、IT服务的财务管理、系统可用度管理、系统容量的测量与未来规划、灾难情况的业务持续运作规划与系统复原。

(一)服务支持包括如下流程

1. 事件管理(incident management)

识别偶发的事件。

2. 问题管理(problem management)

对服务台识别的偶发事件的潜在原因加以诊断,安排改正IT基础设施的错误并进行问题预防指导。

3. 变动管理（change management）

变动管理过程确保使用标准方法和规程能有效且迅速处理所有变动。变动管理旨在提高组织的日常运作水平。

4. 配置管理（configuration management）

识别、控制、维护和检验现有的包括基础设施和服务在内的IT资产。

5. 发布管理（release management）

通过控制软件、硬件的发行和版本确保信息系统资产的安全，并消除不同版本引起的潜在问题。

（二）服务提供包括如下流程

1. 服务水平管理（service level management）

服务水平管理的目标是通过协调IT用户和提供者双方的观点，实现特定的、一致的、可测量的服务水平，为客户节省成本、提高用户生产率。

2. 可用性管理（availability management）

可用性管理的目标是优化IT基础设施的性能、服务和支持的组织。可用性管理导致成本节省的、持续的服务可用性水平，这种服务可用性确保业务满足其目标。

3. 能力管理（capacity management）

使组织在危机出现时管理资源并提前预测需要的额外的能力。它描述了计划、实施和运行该过程必需的规程。

4. 持续性管理（continuity management）

在尽量少的中断客户业务情况下，提供IT服务，并在IT系统出现问题时，以可控的方式恢复。

5. 财务管理（financial management）

确定IT服务的成本核算，设定预算，监督预算执行情况，根据提供的服务收取费用。针对ITIL管理流程的具体实现，ITIL标准又将实现工具分为三类：过程管理工具（process management tools）、分析工具（analysis tools）、执行工具（execution tools）。

五、隐私

远程医疗服务方的音频、视频和其他数据的传输需要采取加密保护措施，加密方法需要符合广泛认可的标准。

视频会议软件需要将通话的双方或多方设置为每次只能打开一个会话界面，

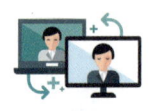

若想开启第二个会话,则必须退出第一个会话。会话日志需要由第三方保存,访问者需要获得授权,患者和远程医疗服务人员不得访问存储设备,以确保信息安全。但这并不排除在同一会话过程中使用多个摄像头(如视频会议摄像头外加手持检测摄像机)。

需要将受保护的健康信息和保密数据备份或存储到安全的地方。不得使用未取得合法资格的云服务储存个人健康信息(PHI,personal health information)和保密数据。可以由专业人员监控是否有任何数据被有意或无意地存储到了患者或医疗技术人员的电脑硬盘上。如果存在这种情况,则涉及电脑的硬盘驱动应实施全盘加密,用以提供可接受范围内的安全保护来保证安全性和隐私性。

第三节 骨科疾病谱

骨科疾病谱是指在骨科疾病构成中按疾病患病率(或死亡率)的高低而排列的顺序,在省(市)、县域、乡镇三级医疗机构骨科远程医疗实践中,基层医院(县级医院和乡镇医院)需要远程会诊或指导的疾病谱如下。

一、创伤性骨病

基层医院的创伤性骨病较多,主要是四肢创伤,也有一部分脊柱创伤。需要远程会诊或指导的创伤骨病主要有以下几种。

(一)四肢骨干骨折

四肢骨干骨折的保守治疗和手术治疗,基层医院可自行开展或在上级医院远程指导下开展。

合并血管或神经损伤的四肢骨干骨折的手术治疗,部分基层医院可自行开展或在上级医院远程指导下开展,部分需转运至上级医院进行。

(二)四肢关节部位的骨折和脱位

上肢关节部位骨折和脱位的保守治疗和手术治疗,基层医院可自行开展或在上级医院远程指导下开展。部分合并血管和神经损伤患者,需转运至上级医院治疗。

1. 膝关节的骨折和脱位

(1)膝关节周围骨折。多数膝关节骨折的手术治疗,基层医院可自行开展或在上级医院远程指导下开展。少数复杂膝关节骨折的手术治疗，需将患者转运至上级医院进行。

（2）膝关节周围韧带损伤。膝关节侧副韧带的保守治疗和手术治疗，基层医院可自行开展或在上级医院远程指导下开展。膝关节前后交叉韧带损伤的关节镜下治疗，需将患者转运至上级医院治疗。

（3）膝关节脱位。膝关节脱位属于严重损伤，处理比较复杂。基层医院应在远程指导下进行初步处理后及时转运到上级医院治疗。

2. 髋关节骨折和脱位

（1）股骨头骨折。多数股骨头骨折的手术治疗，基层医院可自行开展或在上级医院远程指导下开展。少数复杂的股骨头骨折应在远程指导下进行初步处理后及时转运到上级医院治疗。

（2）髋臼骨折。多数髋臼骨折的保守治疗和手术治疗，基层医院可自行开展或在上级医院远程指导下开展。少数复杂的髋臼骨折应在远程指导下进行初步处理后及时转运到上级医院治疗。

（3）股骨颈骨折和股骨粗隆骨折。基层医院可自行开展或在上级医院远程指导下完成内固定技术或关节置换术。

（4）髋关节脱位。基层医院能自行复位或在上级医院远程指导下复位。

3. 踝关节骨折和脱位

基层医院能自行复位固定或在上级医院远程指导下复位固定。

4. 四肢离断伤或严重损毁伤

基层医院需在上级医院远程指导下进行初步处理后迅速转运至上级医院治疗。

（三）脊柱骨折和脱位

1. 胸腰椎骨折和脱位

多数胸腰椎骨折和脱位的手术治疗，基层医院可自行开展或在上级医院远程指导下开展。少数复杂的胸腰椎骨折和脱位，应在上级医院远程指导下进行初步处理后转运至上级医院治疗。

2. 颈椎骨折和脱位

颈椎骨折和脱位的保守治疗，基层医院可在上级医院远程指导下开展。颈椎骨折和脱位的手术治疗，基层医院应在上级医院远程指导下进行初步处理后转运至上级医院治疗。

3. 骨质疏松引起的胸腰椎压缩骨折

基层医院可自行开展或在上级医院远程指导下开展经皮椎体成形术（PVP）

和经皮球囊扩张椎体后凸成形术（PKP）治疗。

二、退行性骨病

随着人均寿命延长和经济社会的发展，以及生活方式的改变，基层医院的退行性骨病越来越多。需要远程会诊或指导的退行性骨病主要有以下几种。

（一）脊柱退行性疾病

1. 腰椎间盘突出症

腰椎间盘突出症的保守治疗和大部分手术治疗，基层医院可自行开展或在上级医院远程指导下开展。少部分腰椎间盘突出症的手术治疗，需转运至上级医院开展。

2. 腰椎管狭窄症

腰椎管狭窄症的保守治疗和小部分手术治疗，基层医院可自行开展或在上级医院远程指导下开展。大部分手术治疗需转运至上级医院进行。

3. 腰椎滑脱症

腰椎滑脱症的保守治疗和少部分手术治疗，基层医院可自行开展或在上级医院远程指导下开展。大部分手术治疗需转运至上级医院进行。

4. 颈椎病

颈椎病的保守治疗，基层医院可自行开展或在上级医院远程指导下开展。颈椎病的手术治疗需转运至上级医院进行。

（二）关节退行性疾病

1. 膝关节退行性疾病

膝关节退行性疾病的保守治疗和关节镜治疗，基层医院可自行开展或在上级医院远程指导下开展。关节置换手术应转运至上级医院进行。

2. 髋关节退行性疾病

髋关节退行性疾病的保守治疗和部分手术治疗，基层医院可自行开展或在上级医院远程指导下开展。部分复杂病例的手术治疗应转运至上级医院进行。

三、感染性骨病

基层医院的感染性骨病较多，需要远程会诊或指导的感染性骨病主要有以下几种。

（一）四肢的感染性疾病

四肢感染性疾病的保守治疗和大部分手术治疗，基层医院可自行开展或在上级医院远程指导下开展。少部分复杂病例的手术治疗需转运至上级医院进行。

（二）脊柱的感染性疾病

脊柱感染性疾病（特异性感染和非特异性感染）的保守治疗，基层医院可自行开展或在上级医院远程指导下开展。脊柱感染性疾病的手术治疗应转运至上级医院进行。

四、肿瘤性骨病

随着人均寿命的延长和检查手段的进步，基层医院的肿瘤性骨病逐渐增多。需要远程会诊或指导的感染性骨病主要有以下几种。

（一）四肢肿瘤

大部分四肢良性肿瘤的手术治疗，基层医院可自行开展或在上级医院远程指导下开展。小部分四肢良性肿瘤和四肢恶性肿瘤的手术治疗，需将患者转运至上级医院治疗。

（二）脊柱肿瘤

极少数脊柱良性肿瘤的手术治疗，基层医院可自行开展或在上级医院远程指导下开展。绝大部分良性肿瘤和脊柱恶性肿瘤，需将患者转运至上级医院治疗。

五、先天性骨病

随着优生优育意识的加强和产前诊断技术的提高，基层医院的先天性骨病患者很少。极少数先天性骨病的保守治疗如先天性髋关节脱位的保守治疗，基层医院可在上级医院远程指导下开展。绝大多数先天性骨病的治疗，需将患者转运至上级医院治疗。

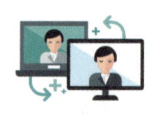

第四节 运行模式与支付方式

为了适应我国医疗卫生事业发展现状和需求，开展远程医疗服务建设是医疗信息化工程的重要战略举措。此举日益受到国家各级各部门的重视和关注。政府投入大量经费用于推动区域或者国家的远程医疗项目。从成果上看，政府的持续投入确实可以改善居民的健康状况；但是从成效上看，各级各部门建成的远程医疗系统很少能够真正应用于临床实践中。因此，单纯依赖于政府投入建设远程医疗系统的发展运营模式值得进一步商榷。技术手段在远程医疗中确实十分重要，脱离现代化信息传输通信技术，远程医疗是不可能实现的。然而，只拥有技术手段是不等同于远程医疗系统的完成的，因为远程医疗的核心是医疗，即远程医疗系统的建成包括了一种新型的医疗服务模式和业务模式。无论是远程会诊还是远程手术，急需建立一个完整的良性的商业模式，前提是最大限度优化全社会的医疗资源配置，促进远程医疗的各个参与方从中获利，以实现可持续的运营。组建专业化远程医疗系统，探索远程医疗的运行模式、运行机制，是当前远程医疗发展的关键。目前，大规模的远程医疗系统运营乏力，关键就在于运行模式的缺乏。

一、远程医疗运行模式的要素

投入与建设模式主要决定远程医疗系统建设的投入主体，是远程医疗服务发展的初始动力。国外远程医疗系统偏重专科系统建设，投入主体多元，投资活跃。当前，我国远程医疗系统建设尚处于探索试点阶段，主要依赖于各级政府的财政投入和部分大型综合性医疗机构投资，社会资本涉入较少，面临系统运营维护的巨大资金缺口压力。探索政府、医疗机构及其他社会资本共同参与的投入模式是必然趋势。商业模式则探讨远程医疗系统的具体经营，包括盈利模式、资源配置和关键业务流程等具体问题。商业模式是一个在信息化时代广受关注的概念。商业模式决定了一种产品或服务在市场上的生命力。一般认为，商业模式包含消费者价值主张、盈利模式、关键资源和关键流程等要素，是远程医疗系统运营机构关注的焦点。结合远程医疗服务特征，消费者价值主张是远程医疗服务主体对为谁创造价值和如何创造价值的总体把握，包括对潜在患者或健康关注者的识别和对满足其需求所需任务的判断等。盈利模式是刻画远程医疗服务主体如何向患者或健康关注者提供价值，并为服务主体自身创造价值，包括收益模式、成本结构、利润模式、资源利用周转速度四个子要素,旨在描述远程医疗服务主体如何在坚持公共医疗公益属性的基础上,为自身创造价值,以实现远程医疗系统持续运营和提升服务能力所需的财务回报,这是制约我国远程医疗服务发展的关键障碍。关键资源是远程医疗服务主体向潜在患者或健康关注者传递价值主张所采用的管理流程和操作流程,能够基于医疗服务的特殊性,包括各类医疗服务开发、提供、培训、预算、规范等一系列要素,推动远程医疗服务合乎医疗规范和伦理,同时又有助于效益和效率的实现。

二、远程医疗运行模式改变的需求

(一)远程医疗面向消费者的需求

对于远程医疗而言,由于技术基于新的科学和工程原理,其服务模式和手段不同于传统医疗模式,其潜在消费者一般也不同于现有传统医疗模式下的患者,服务对象以急需急救的远距离重症患者、慢性病患者、健康关注者等为主,远程医疗运营主体需要根据潜在消费者的诉求来构建新的商业模式。首先,远程医疗运营主体要根据潜在消费者诉求,提出新的、明确的消费者价值主张,从关注临床救治转向关注健康维持与管理。其次,远程医疗运营主体要围绕该消费者价值主张,设计一个使消费者和各主体都能获取价值的盈利模式,推动大型医院、基层医疗机构、患者等共同获利。远程医疗运营主体要设法获得商业模式创新所需的关键资源,特别是医疗资源和远程医疗技术资源,并形成必要的远程医疗关键业务流程。远程医疗运营主体形成了初始的实验性商业模式之后,远程医疗运营主体需要通过试错过程来完善其初始商业模式,不断结合消费者在远程医疗过程中的体验,完善优化远程医疗服务模式,找到远程医疗系统运行的适宜道路。

(二)远程医疗面向产业链整合和多方共赢的需求

由于远程医疗服务需要多主体的协同配合,因此,远程医疗系统运行模式的发展需要注重满足多方利益诉求,面向产业链整合发展需求,建立各方共赢的发展格局。一般而言,远程医疗运行主体需要整合不同医疗机构的高水平医疗资源,并在遵循医疗法规的基础上制定医生执业及其利益保障的行为规范,形成专业远程医疗业务流程;建立与远程医疗设备供应商、网络运营商、软件供应商之间的长期战略合作关系,以确保系统的稳定运行;界定基层医疗机构的权利和责任,在开展远程医疗业务过程中,注意向基层医疗机构和患者倾斜,帮助基层医疗机构不断提升医疗水平,并确保形成良性的患者流向体系,向患者提供高质量的增值健康服务；进一步确定远程医疗机构的社会属性，坚持远程医疗服务的公益性，以提升全社会医疗服务水平、造福人民群众、实现持续发展作为主旋律。远程医疗应逐步形成以远程医疗为核心、健康管理为支撑的综合健康服务平台，并实现平台各相关主体利益的优化。

三、可采取的远程医疗运行模式

我国远程医疗系统建设运行尚处于起步阶段，运行模式也不成熟，远程医疗系统建设、运行两个环节主要模式简要介绍如下。

（一）不同的运营管理模式

其一，完全外包模式：系统建成后由远程医疗系统的原开发商或运营外包公司负责运营，即远程医疗系统资产拥有单位通过与其他单位签署运营外包协议，将所拥有的全部远程医疗资源的运营工作外包给原开发商或运营外包公司，由外包单位为本单位提供远程医疗系统运营服务。一般情况下，由各级远程医疗系统的承建方负责运营外包管理工作。

其二，自运营模式：由依托单位的远程医疗机构负责运营，即远程医疗系统资产拥有单位自行负责对所拥有的所有远程医疗资源的运营工作。一般情况下，相关的维护工作由本单位远程医疗部门负责，即本单位远程医疗部门为本单位提供远程医疗系统运营服务。

其三，混合模式：远程医疗系统资产拥有单位对所拥有的一部分远程医疗资源自行运营；同时，通过与其他单位签署运营外包协议，将所拥有的另一部分远程医疗资源的运营工作外包给其他单位。一般情况下，由依托单位远程医疗部门负责运营工作和外包管理，即依托单位的远程医疗部门和外包单位共同向本单位提供远程医疗系统运营服务。

（二）社会资本投入建设并运营

现阶段，包括远程医疗系统在内的我国区域医疗信息化主要以政府投入为主导。远程医疗系统建设是一个持续的不断投入的项目，仅仅依靠政府公共投入难以满足其规模扩张和更新的资金需求，走市场化建设之路是必然选择。目前，已经有社会资本采取各种方式进入远程医疗服务领域，有以下几种方式：其一，社会资本以社会力量办医的方式建设远程医疗服务系统，并通过自我配备或与大型医疗机构合作的方式获得医疗资源，面向一定区域和人群提供远程医疗服务。这种形式的远程医疗系统建设运营主体明确，建设速度快，运营效率高，但由于缺乏高质量医疗资源，难以提供真正高质量的远程医疗服务，其发展速度和质量尚待突破。

（三）混合型的投入建设运营

现阶段，我国医疗卫生事业发展已进入转型发展期，国家已出台多项规划促进医疗机构改革及健康服务产业化发展，鼓励各类社会主体进入医疗服务领域。远程医疗作为需要整合多领域优势资源的新型医疗服务模式，是克服我国当前医疗卫生领域"看病难"问题和医疗资源配置不均衡的有效途径。发展远程医疗，需要结合远程医疗的技术特征和医疗服务特征，积极整合远程医疗技术、传统医疗服务、网络运营商等各方力量，走社会化、专业化、产业化的发展模式，协调政府机构、各级医疗机构和社会组织，共同致力于远程医疗系统的建设与运营。

总之，可持续运营模式是关系到远程医疗系统投入、建设、发展、创新的关键。伴随着我国医疗卫生领域的深化改革和健康服务产业的快速发展，医疗服务运营模式创新与相关领域科技创新、医疗服务创新同等重要。特别是对于远程医疗服务而言，一方面，远程医疗装备与软件系统的创新和加速融合不断推动远程医疗服务体系的重构，运营模式必须适应远程医疗技术的发展。另一方面，作为技术集成的远程医疗系统，其基础技术领域的技术路线快速变化，可替代技术之间竞争激烈、研发成本不断上升，其技术领域的投入必须通过远程医疗运营模式得到回报，并通过优化运营模式进一步推动远程医疗的发展。

四、支付方式

目前，远程医疗市场非常小，但远程医疗服务费用超出了中层收入家庭的支付能力。电信运营商收取了大部分费用，医院只收取很少一部分会诊咨询费用，现阶段国家没有制定统一的远程医疗收费标准和劳动报酬条款，各个医疗机构实体根据自身情况制定价格，价格调整较为随意，尚未形成行业性定价依据，造成部分患者对远程医疗费用持有怀疑态度。与此同时，相关利益主体分配模式的不清晰、不合理与远程医疗服务的收费较低，不能公平合理地体现被咨询专家的劳务技术价值，降低了医生参与的积极性。上述情况均阻碍了远程医疗服务的深入推进。

远程医疗服务价格是向接受服务的患者收取的，远程医疗服务的价值就是远程医疗服务所消耗的社会必要劳动，是远程医疗服务收费定价的主要依据之一，也是远程医疗服务价值的货币表现。远程医疗服务市场作为一个非完全市场化的市场，定价时要综合考虑诸多因素，包括会诊专家的劳务和管理成本、互联网信

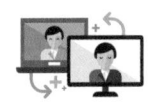

息技术融合的运行维护成本等,也包括社会接受度、当地的物价水平、服务的公益性和社会责任。另外还要统筹考虑医保体系的承载能力、服务质量与内容、地区差异、相关各方的利益分配等,合理的远程医疗价格体系,对远程医疗服务行业的发展和医患双方的满意度都将起到积极作用。另外远程医疗服务作为一项准公共产品,完全由市场调控价格,会造成供给不足或消费者难以承受,因而远程医疗的合理定价应在政府指导下逐渐体现市场化,不宜定价过低,也不能过高。合理的收费标准建设对于远程医疗的持续发展具有一定意义。

常见的远程医疗支付方式有按服务项目付费和按病种付费两种方式,目前绝大多数医院是按照服务项目支付医疗费用。远程医疗服务供给者不承担任何经济风险,其提供的所有服务项目都将得到偿付。按病种分组付费模式是一种预付费制度,通过提供适当的经济激励影响远程医疗服务供给者行为,主要是根据患者年龄、会诊情况、治疗方式、疾病严重程度、合并症、并发症及疗效等多种因素,将诊断相近、医疗费用相近、治疗手段相近的住院患者分入若干病组,由医保予以定额付费,控制医疗费用的过度上涨。医疗费用的支付方式对远程医疗服务供给者具有激励和导向作用。

下面以北京、上海及福建3省的远程医疗收费标准为例。

(一)北京收费标准

北京市常规实时动态三级会诊、二级会诊和一级会诊的收费标准分别为每例每30分钟2000元、1600元和1000元;常规非实时动态病历资料会诊的三级会诊、二级会诊和一级会诊收费标准分别为每例700元、500元和300元;常规非实时动态影像资料会诊的三级会诊、二级会诊和一级会诊收费标准分别为每例500元、350元和280元;常规非实时动态病理资料会诊的三级会诊、二级会诊和一级会诊收费标准分别为每例500元、350元和280元。此外,联合会诊中每增加一位专家加收300元,点名会诊中每指定一位专家加收150元,急诊会诊加收800元。

(二)上海收费标准

上海市远程医疗服务每例咨询以30分钟为一个时间段进行收费,不指定专家读片250元/例、指定专家读片450元/例、不指定两名专家读片500元/例、指定两名专家读片900元/例、急诊400元/例,作为服务方与下级医院进行远程医疗咨询(会诊),应支付上海中心50元/次网络管理费。

(三)福建收费标准

福建省远程会诊服务收费标准省内、外专家影像会诊150元/例次,省外专家临床交互式会诊550元/例次，省外专家临床非交互式会诊350元/例次。

目前，远程医疗服务的盈利模式是在线问诊、广告费、中介费、增值服务的探索，还没有良性的模式和机制让三甲医院的医生愿意开展会诊工作，让申请会诊的医院有积极性，让患者愿意通过网络会诊进行治疗，让远程医疗服务收费纳入医保范畴也没有实现。

远程医疗服务的开展可有效提升医疗卫生资源的利用率，保障人民的健康权利，符合基本医疗保险注重效率的原则。远程医疗服务是基层、偏远地区医生遇到疑难病例无力诊治时不得已向上级医院申请的必要的医疗服务，符合基本医疗保险保障基本需求的原则。它同院外会诊、出诊有本质区别，不要求医务人员发生空间上的转移。在远程医疗中被邀约的医师不必离开岗位，坐在诊室的摄像头前即可会诊病例，不消耗额外的医疗资源。且许多疑难病例的诊疗可由专家于远端指导基层、偏远地区医疗卫生机构的医务工作者执行，降低患者转诊率，让医疗资源的使用效率不减反增。由此看来，远程医疗明确符合基本医疗保险原则。

目前，衢州市常山县、内蒙古阿拉善地区等已将远程会诊费用纳入新型农村合作医疗制度报销范围。患者在阿拉善盟中心医院接受远程会诊，产生的费用个人自付30%，其余70%按盟中心医院住院报销比例补偿。青岛市于2014年1月指定11家试点医院将远程会诊费用纳入医保范围，患者在试点医院接受远程会诊服务产生的费用可报销80%。某些地区正积极促使远程医疗服务进入基本医疗保险，2014年1月10日，沈阳市人大代表韩春荣的议案，主张将远程医疗纳入医保，让群众得到更多实惠。值得一提的是，远程医疗不存在异地医保报销问题。以内蒙古阿拉善盟中心医院为例，患者在该院接受北京、上海等地医院的远程会诊时，医患关系仅存在于盟中心医院和患者间，而提供远程医疗支持的异地医院和盟中心医院为医学咨询关系，因此患者的医疗记录、账目不会在异地生成，其诊疗费用按本地医疗进行报销即可。远程医疗提供方医院的报酬则由盟中心医院负责结算。由此可见，将远程医疗纳入基本医疗保险是完全可行的。

远程医疗服务若缺乏医保的支持，就会难以推广、复制、惠及更多城乡居民。虽然目前四川、贵州等地对在医保报销体系中纳入远程医疗进行了一定的探索，但是我国大部分地区未在医保支付范围内加入远程医疗服务，仍存在以下多重问题需要克服。第一，我国大多数地方医保资金支出增长较快，结余率逐年降低，如果再增加对远程医疗的支持，面临的医疗报销支出压力将更大；第二，当前"互联网+医疗"服务正处于发展阶段，数据共享与接口不完善，而且远程医疗费用涉及本地和远程两个层面，医保体系各地差异较大，如何分类结算还需进一步研究；第三，远程医疗专家层次不同，价格如何定位；等等。这些问题造成了医保报销接入远程医疗困难、定价困难、报销困难等实际问题，也是远程医疗

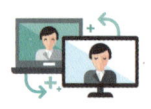

尚未完全纳入医保报销体系的重要原因。

为深化医保支付改革，在基本医疗保险的报销范围内加入远程医疗，完善远程医疗医保支付标准，能够改善医患双方的关系，不仅能促进远程医疗的推进，而且能给老百姓带来好处。

第五节 合同文本和知情同意书文本参考

与传统医疗活动中医师亲自接触患者不同，远程医疗活动中患者与远端医师不会当面接触。远程医疗的质量有赖于申请方与提供方之间的相互合作、患者与机构之间的充分理解。远程医疗与传统医疗模式相比，涉及责任主体较多，主要包括当地医疗机构即医疗服务源所在地、远程端医疗机构、设备和网络供应商及患者本身，加之服务形式多样，包括远程诊断、远程咨询、远程手术等等，一旦发生医疗事故，各方责任很难认定。所以有必要签署申请方机构及提供方机构之间的合同，以及患者与机构之间的知情同意书。由于我国远程医疗发展起步晚，仍处于初级阶段，我国学者对远程医疗相关法律法规的研究相对较少。目前主要集中在患者的隐私权和知情同意、医患之间的法律关系、权利义务、医患合同效力等方面。

远程医疗中医生与医疗机构之间的关系既包括了医生与其所属医疗机构之间的关系，也包括了医生与其相对医疗机构之间的关系。其中，后者关系的协调又涉及当地医疗机构与远程医疗机构关系的协调。机构间的合同应遵守我国有关的法律法规，例如，远程医疗会诊是指应用计算机及网络、通信技术进行异地医疗咨询活动，属于医疗行为，必须在取得《医疗机构执业许可证》的医疗机构内进行，并遵守《医疗机构管理条例》《互联网诊疗管理办法（试行）》《互联网医院管理办法（试行）》等。合同文本具体内容应涉及以下方面：

医疗机构之间开展远程医疗服务的，要签订远程医疗合作协议，约定合作目的、合作条件、合作内容、远程医疗流程、双方权利义务、医疗损害风险和责任分担等事项，内容应遵守远程医疗服务的范围和应用，并符合行政、临床与技术要求。

合同应明确双方参与的机构及需要制定的相关管理制度。例如，双方必须制定保密制度，对患者每次进行远程检查、会诊、监护的信息及资料进行统一存档管理。提供方参与的组织应合法，参与的个人要达到一定的条件，如供方参与的医师要达到副高职称以上。

不同医疗机构之间，还应明确双方的权利义务。

合同应该包括远程医疗责任归属及争议的解决方式。

合同应该包括双方需要落实患者身份识别，建立维护患者信息安全制度。

合同应该包括双方的设备条件要求。例如，电脑、照相机及其他外部辅助设备、远程会诊的场地环境等。

合同应包括双方需制定明确的标准操作规程和实践指南。

无论是会诊型远程医疗，还是共同医疗型远程医疗，邀请方医疗机构与患者之间均构成医疗服务合同关系，即构成医患关系。尽管远程医疗为患者诊治提供了方便，但对于医师与患者之间，双方不仅需要获取未知的信息，还要基于未知的信息进行干预，其风险要明显高于已有信息的交互。以现有的技术手段仍远无法替代"面对面""亲自诊察"的传统诊治方法，在远程医疗活动中，医患双方并非面对面，可能因技术操作失误、会诊信息不全面、医疗仪器设备局限性和主治医师对专家方案的理解程度的影响，患者的知情权无法得到保障，故远程医疗在临床实践中尤为谨慎，所以需要充分向患方说明风险，获得患方的知情同意，并签署远程医疗会诊知情同意书。

远程医疗会诊知情同意书的内容应遵守我国有关的法律法规，例如，《关于加强远程医疗会诊管理的通知》《远程医疗服务管理规范（试行）》的规定。可参考知情同意文本，其具体内容应包括：远程医疗服务之前，医护人员需要实时对患者进行信息告知，开展患者教育，例如，告知患者远程医疗服务的时间和形式、记录保存、服务流程、隐私保护与数据安全、潜在风险、保密事宜、法定报告、收费办法及视频会议特殊说明等。这些知情信息需要用通俗易懂的语言，以口头或书面的形式呈现，方便患者和医护人员理解，尤其是在与患者讨论"加密"或"潜在技术故障"等问题时。

患者有权利获知自己在整个医疗决策中是自主性参与还是知情性参与。

远程医疗会诊单位及会诊医师信息。

加强保障患者知情同意权的义务，医疗机构需要告知患者远程医疗服务内容，告知患者疾病诊治的风险和益处，以及出现设备问题当时和随后的处理方式，责任归属及争议的解决方式。

医疗机构有加强保护患者个人信息权和隐私权的义务，远程医疗过程中患者个人信息在平台和医疗机构之间传输和储存，远、近端医疗机构均有义务保护患者的个人信息，防止患者隐私权受到侵犯。

综上所述，远程医疗实践必须制定相应的合同及知情同意书，其文件制定必须符合法律法规，内容必须体现保障公民的生命健康权的医疗目的，在患者安全的核心主题下，开展方便快捷的医疗实践。

合同文本（1）

××××医院远程医学合作合同

甲方：××××医院

乙方：_____医院

说　明

一、宗旨

促进分级诊疗，增强医疗资源利用价值，缓解百姓看病难、看病贵问题，构建互尊、互信、和谐的医患关系，改进患者体验和诊疗服务安全。

二、目的

本着互惠互利共同发展的目的，根据目前我国××地区的实际状况，依托"远程医学网络"的互联网技术平台，通过××××医院专家及区域外专家库组成的"××××医院远程医学管理中心"，建立辐射整个××地区医院的远程医疗网络，以快捷、便利、节省、高效的服务，为大众健康咨询服务、为医院发展和医务工作者服务、为社会公益事业服务。

三、行政主管部门有关规定

根据行政主管部门关于远程医疗会诊工作的有关规定："具有副高职称以上的医疗卫生专业技术人员方可利用远程医疗会诊系统提供咨询服务。""会诊医师与申请会诊医师之间的关系属于医学知识的咨询关系，而申请会诊医师与患者之间则属于通常法律范围内的医患关系。对患者的诊断与治疗的决定权属于收治患者的医疗结构。若出现医疗纠纷仍由申请会诊的医疗机构负责。"我院根据具体情况，依照行政主管部门文件，积极协助乙方处理纠纷。

四、组织机构

"××××医院远程医学管理中心"设立于××××医院，组织机构和工作人员由××××医院确定，并以××××医院建立专家库，在××地区范围内开展远程医疗会诊和远程医学教学等服务。

五、网络医院加入的基本条件

（一）具备国家认可的医疗机构执业资格。

（二）具备电脑和宽带上网等基本条件。

● 合同文本（2）

××××医院远程医学合作合同书

甲方：××××医院

  地 址：   邮政编码：   联系电话：

  （信息科远程会诊中心）传真： （医务部）传真：

  开户行：   账号：

乙方：_____医院

  地 址：   邮政编码：   联系电话：

  （信息科远程会诊中心）传真： （医务部）传真：

  开户行：   账号：

××××医院（以下简称甲方）与_____医院（以下简称乙方）就双方通过××××医院远程医学管理系统进行远程医疗会诊咨询、远程医学教育等业务合作事宜，经过友好、坦诚协商，达成以下合作协议：

一、甲方权利和义务

甲方由信息科远程会诊中心专门负责××××医院远程医学管理中心工作，对乙方开展远程医疗会诊咨询和远程医学教育服务及其他。

甲方医务部负责组织××××医院远程医学工作的专家队伍，保证承担远程医疗会诊咨询工作的人员为副高职称以上的医疗专业人员（远程急会诊除外）；并为乙方提供专家名单及个人简介。

甲方在接到乙方会诊申请后，在24小时之内（不含非工作时间）安排常规实时动态会诊；8小时工作制内的紧急会诊申请（不能点名）原则上在2小时之内安排，8小时工作制外的紧急会诊申请（不能点名）原则上在3小时之内安排；甲方不得无故拒绝乙方会诊申请，如遇特殊情况应予说明。

甲方按年拟定远程教学计划，提供给乙方，接受乙方参照远程教学计划的选题申请，确定教学具体时间并按时组织专家授课。

甲方按收费标准收取乙方的远程医疗会诊咨询和远程医学教育费用。收费标准按本协议第三条执行；如乙方不能按时缴纳会诊、教学费用，甲方有权拒绝受理乙方会诊申请和教学申请。

甲方所做出的远程医疗会诊结果为咨询性意见，仅供乙方医务人员在医疗活动中参考。

甲方同意乙方以"××××医院网络医院"名义挂牌。

甲方为乙方医院科主任以上学术带头人（包括科主任），免费提供为期3个月内的短期参观学习机会，短期参观学习的教育费用免，生活、住宿等费用由乙

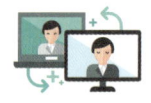

方负担。

二、乙方权利和义务

乙方必须成为××××医院远程入网医院后，才能得到甲方的远程医疗会诊咨询和远程医学教育等服务。

乙方必须成为××××医院远程入网医院后，才能以"××××医院网络医院"名义挂牌。

乙方如需甲方提供远程医疗会诊咨询服务，须通过××××医院远程医学管理中心提交会诊患者的病历资料，申请并预约远程会诊时间，通过网络传输（或传真）通知甲方远程医学中心，并对所传输资料的准确性和真实性负责；及时组织患者及/或家属参加远程会诊，乙方患者主管医生必须到乙方会诊现场。

乙方在通过远程会诊咨询仍不能解决患者诊治的情况下，可考虑及时转诊处理。

乙方根据自身需求，参照甲方提供的远程教学计划按时听课；或自主选题提前向甲方远程医学中心申请，在得到甲方确认后，按授课时间组织人员听课。

逾期不缴费，甲方有权拒绝受理乙方的会诊申请及/或远程教学申请。

甲方安排工作人员为乙方免费安装调试培训××××医院远程医学平台和远程医学管理系统，保证远程医疗会诊的顺利开通运行。

三、收费标准

乙方可以自主选择的服务项目及收费标准（表1）。

表1　××××医院远程医疗项目及收费标准（2017）

项目类别	项目名称	收费标准	备注
远程会诊	专家会诊（不点名）	×元/例	
	点名会诊	×元/例	
	急会诊	×元/例	
远程诊断	远程影像诊断	×元/例	
远程培训	疾病治疗远程病例讨论	×元/次	
	疾病治疗与管理远程培训	×元/次	

注：以上收费价格为医院暂行政策，后期根据国家及地区相关物价政策及远程业务实际开展情况另做调整。

工作时间：8：00-12：00；14：30-17：30。

工作时间外、周末、国家法定节假日期间的会诊均按照急会诊标准收费。

各网络医院需严格按照上述服务项目收费标准进行收费，每半年（7月1日及次年1月1日前）安排专人核实数据并将指定费用汇入甲方指定的银行账户，请注明汇款用途（远程会诊费用）。

如乙方未按时缴费，甲方工作人员会终止对乙方的服务，直到甲方收到乙方的欠缴费用。

乙方缴费前可以向甲方工作人员申请查看自己费用明细单和会诊申请等详细记录。

甲方远程医学教学正式开通后，乙方的费用交纳也纳入会诊费用交纳一起统一管理。

四、特别商定

为了更好地搞好远程医疗会诊服务，真正为基层百姓和基层医院服务，对工作特制定如下要求。

乙方对患者远程医疗会诊咨询的费用收取，加价不得超过甲方收取乙方费用的20%。

乙方为了更好地开展工作要设立专门的会诊室并由专人负责管理和会诊工作。

乙方应制定相应的远程医疗会诊咨询制度并做好院内、院外的宣传工作。

甲方将在每年度对入网医院的所有会诊工作进行考评和奖励，具体措施另行规定。

为了更好地对会诊咨询工作的质量进行反馈，便于我们及时改进工作，要求网络医院在每例会诊咨询结束后通过系统对会诊进行评价，并对会诊咨询后的治疗效果给予回复。

对于会诊咨询后仍需转院治疗的患者，甲方通过"绿色通道"做好患者的转院工作。

五、协议的变更和解除

本合同经双方书面同意，可予以修改、补充或调整。

本协议有效期内，任何一方违反本协议的相关规定，且经另一方书面通知之日起十四（14）天内仍未改正的，另一方有权终止本协议。本协议的终止不影响双方在终止之前已发生的权利义务和/或债权债务。

本合同未尽事宜，双方应本着互惠互利、友好协商的原则另行协商、签订补充协议。

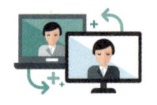

六、不可抗力

由于地震、飓风、水灾、火灾、战争、罢工、恐怖事件、政府禁令，以及其他不能预见并且对其发生和后果不能防止和避免的不可抗力因素，致使影响协议有关条款的履行，双方应按照本协议履行部分义务或者延期履行本协议。

七、违约责任

任何一方未履行本协议义务或者履行本协议义务不符合约定的，除按协议继续履行其义务外，还须向另一方支付违约金，违约金金额视所造成的损失而定。

由于不可抗力导致本协议不能履行，双方均不承担违约责任。

八、协议生效及其他

本协议一式两份，两份文本具有同等效力，由甲乙双方各持一份。

本协议执行过程中，所有附件说明及补充协议均为本协议的有效组成部分，与本协议具有同等法律效力。

本协议有效期为二年，自甲乙双方签字盖章之日起生效。经双方书面同意，本协议可以延长至双方商定的其他任何期限。

甲方：××××医院　　　　乙方：＿＿＿＿＿＿医院
法定代表人：　　　　　　　法定代表人：
委托代表人：　　　　　　　委托代表人：
日期：　年　月　日　　　　日期：　年　月　日

● 知情同意书文本

＿＿＿＿＿＿医院远程医疗会诊同意书

经治科室：　　患者姓名：　　性别：　　年龄：　　住院号：
病情摘要：
目前诊断：

由于患者（及家属）要求，根据患者病情需要，拟邀请＿＿＿＿＿＿医院＿＿＿＿专科＿＿＿＿专家进行远程会诊。以便于明确诊断、指导治疗。

远程会诊是专家与基层医务工作者、专家与患者间视频会诊的完整闭环。使用远程会诊平台前，医生须首诊患者，若遇需进一步确诊时，由患者向专家预约视频会诊。由专家向基层医生发起视频会诊，指导和建议基层医生实施有效的诊疗方案或实行双向转诊。

患者知情选择：经治医师已经告知我，鉴于我的病况复杂，需进一步确诊，将选择通过远程医疗服务平台同上级医院专家进行视频会诊。我同意并授权我的医师就我的病况通过远程医疗服务平台和上级医院专家进行会诊研讨。由于医疗是特殊行业，网上会诊咨询均只限于根据医生的主观描述和上传资料，医生尽可能利用医学知识及临床经验给接诊医生一定的医疗会诊咨询建议。我并未得到通过远程医疗服务即可百分之百确诊并获得详细治疗方案的许诺。我同意承担因使用远程医疗服务所产生的费用及相关治疗结果。

  上述情况，经治医师已讲明。患者（或委托人）经慎重考虑后表示充分理解，同意邀请远程会诊并签字，自愿支付会诊的相关费用，医方当尽职尽力，积极予以诊断及治疗。（备注：本知情同意书一式两份，一份归入病历，一份留院备案）。

经治医师签名：
科室意见：   科主任签名：
患者（或委托人）签名： 与患者关系：
  年 月 日

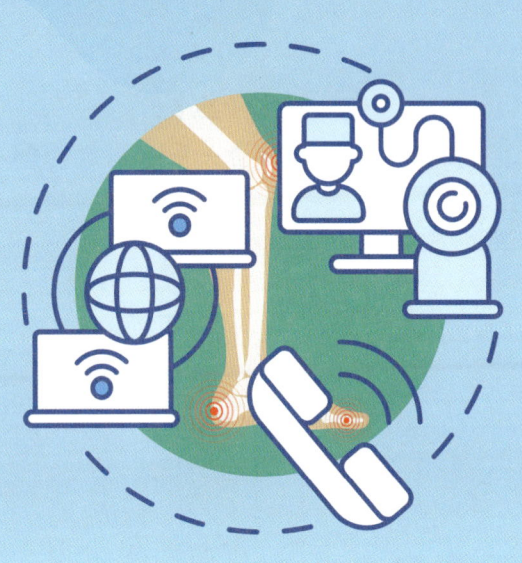

第二部分 各论

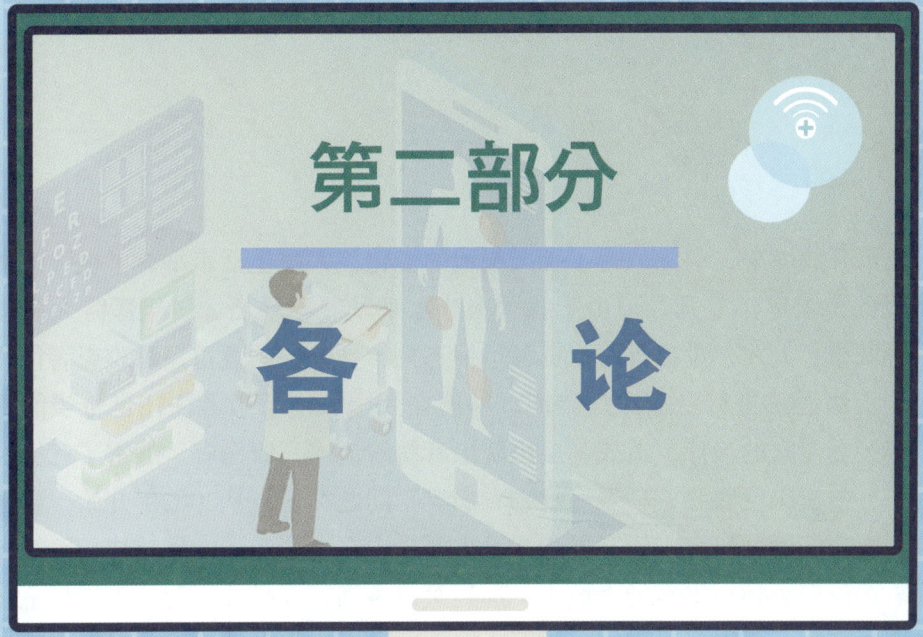

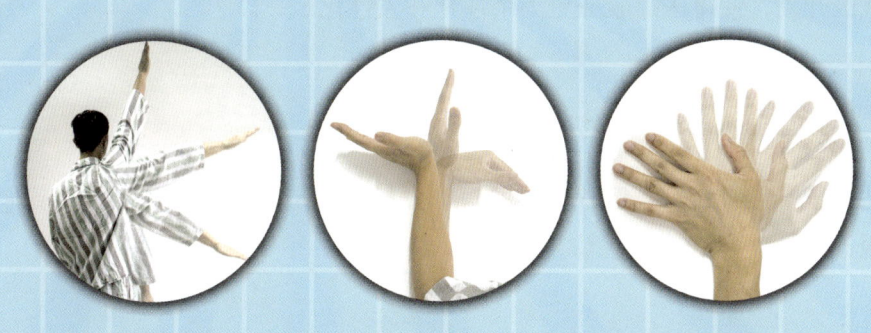

第一章　骨科远程医疗咨询

一、前言

改革开放以来，中国取得了翻天覆地的变化，人民生活水平有了很大改善，健康服务需求逐年上升。但由于我国医疗水平发展不平衡，三级医院大多集中在大中城市，人才、设备等医疗资源呈偏态分布，基层的危重、疑难患者往往需要送到上级医院进行专家医疗咨询。即使在大中城市，患者往往也希望能到三级医院接受专家的治疗，造成基层医院患者纷纷流入三级医院，加重了三级医院的负担，造成床位紧张，"看病难、看病贵"问题突显。从2002年开始，我国关于远程医疗问题的研究广泛开展起来，主要集中在一些经济发展较快、医疗水平较高、医疗资源相对丰富的大城市。远程医疗咨询是医疗技术与计算机信息技术相结合的产物，可以通过网络，使医生在无须患者亲临的情况下，对患者的病情做出全面、仔细的总结和分析，进而做出正确的诊断和制定科学、合理的治疗方案。骨科远程医疗咨询主要涉及三方面人员：患者，患者就诊医院的相关人员，提供远程医疗咨询服务的相关人员。远程医疗咨询主要分为择期咨询和紧急咨询两种方式，骨科远程医疗咨询在医学专家和患者之间建立起全新的联系，使患者在原地、原医院即可接受异地专家的医疗咨询及在其指导下的治疗与护理，既节省了患者的就诊时间，免除了患者长途奔波、挂号排队的劳碌之苦，又节约了患者的就医开支，使得医疗服务更为个性化和人性化。

二、适用范围

适用于开展骨科远程医疗交流的医护人员、医院等医疗服务机构和其他医疗保健服务人员。

三、骨科远程医疗咨询的内容

（一）骨科医疗问题咨询

骨科医疗咨询问题归纳分类为知识类、信息类、服务查询类医疗问题，远程医疗交流的医护人员把患者满意度作为衡量服务质量的重要标准，使咨询工作规范有序。

1. 知识类咨询

（1）怎样诊断和评估病情。患者在进行远程医疗咨询时经常只能说出骨科相关疾病的主观症状，他们一般会问医生这是什么病。这就要求医生根据患者的症状做出合理的解释，并告知患者应该进一步做什么检查如X线、CT或MRI来明确诊断。还有一些是咨询血液指标的异常，骨科疾病如肩关节周围疾病、膝关节周围疾病、髋关节周围疾病、颈椎病及腰痛，骨感染等的各类检查结果对应的疾病情况、严重程度等。

（2）怎么治疗。一般来说远程咨询骨科疾病该如何治疗的都不是初诊患者，都是已经在基层医院治疗过但是效果不理想的患者，他们的检查结果包括血液指标、影像学检查等都很齐全，而且用药估计效果不太好，所以远程咨询治疗方案。这就要求远程咨询医生必须综合考虑患者的症状、体征、影像学检查等，检查单结果的解释，各类药物的作用及用法、配伍禁忌及不良反应等，而且如果患者经过长期用药都没有好转，这时必须根据患者的病情给患者一个比较合理的建议，是继续保守治疗还是要考虑换成手术治疗，如果基层医院技术力量薄弱则可能考虑要转到上一级医院进一步治疗。

（3）如何饮食调节。骨科患者常用的膳食种类有高热量饮食、高蛋白饮食、高膳食纤维饮食、富含维生素的饮食、富含无机盐及微量元素的饮食等。促进骨折修复原则上给予高蛋白、高热量、高维生素饮食，并按骨折愈合过程予以调配。对卧床患者，应增加纤维含量高的食物，以防便秘；对不能到户外晒太阳的患者需补充鱼肝油滴剂或维生素D片或强化维生素D牛奶、酸奶等；避免吸烟和饮酒，避免咖啡因的摄入，防止骨量减少。对骨折合并肾病、肝病、高血压病、心脏病、肺病及糖尿病疾患的患者，应遵医嘱权衡利弊，兼顾全面，指导患者家属督促患者合理营养。骨折患者的康复除了住院期间的正规治疗和护理，还需要患者家属在家照顾或督促患者多进食高热量、高蛋白、高钙、高维生素饮食，多喝水，多晒太阳，以及适当的功能锻炼、心理调适，这些与食欲有关的因素是需要注意的。只有食欲正常、心情舒畅、进食环境良好，才能真正达到合理营养的目的。

2. 信息类咨询

远程咨询中对治疗骨科疾病的同类药物价格的差异及效用对比，医保政策、报销额度等问题咨询较多，患者需求更趋参与化。这可能与患者的文化素质和健康意识及法律意识的提高，个人承担了部分医疗费用有关，使其对各项检查治疗的必要性、结果、价值、价格及对健康的影响有较强的关注和参与。

3. 服务类咨询

多为骨科相关疾病的门诊诊断、门诊治疗、心理咨询及电话咨询、通信设施和非诊疗时间的服务及配套服务、医疗法律等问题的咨询。

（二）骨科疾病康复问题咨询

骨科疾病康复的三大主要问题是疼痛、关节活动受限与肌肉功能的改变，这也是骨科疾病咨询最多的三个问题。康复治疗遵循的原则为减轻疼痛，增加关节活动度，增强肌肉力量与耐力。

那么如何解决这三个问题呢？我们需要将生物力学的评估与临床诊断相结合。临床诊断是根据患者主诉及体检对疾病进行的医学诊断，生物力学评估是医生对关节或肌肉进行物理特性的评估。两者结合无疑能使医生对骨关节疾病有更客观而全面的了解，从而制定针对性较强的康复治疗计划。灵活应用解剖知识应"正向学习、反向思维"，从解剖中了解疾病的特点，从疾病中推断解剖结构的完整或损伤，灵活应用解剖知识利于康复评定和治疗。总结起来，可以从以下三方面来解决。

1. 主动康复训练的重要意义

循证医学证明，主动康复训练通过改善和训练肌肉协调性、运动的速度、身体平衡、身体耐力及柔韧性能够有效地预防因制动造成的挛缩压疮甚至抑郁等并发症，增进活动能力与参与能力，提高生存质量，尽快恢复生活能力及社会工作。

2. 局部与整体紧密结合

在颈痛或腰痛的临床治疗中，我们常常重视缓解局部症状而忽略局部症状引发的整体功能障碍，由于颈痛或腰痛造成的颈椎或腰椎的生物力学的改变（如生理弯曲消失，局部椎体过度旋转）均会造成脊柱整体的改变（如胸椎代偿性侧凸，骶髂关节或骨盆代偿性移位等），所以我们要以新的整体的视角看待脊柱与局部颈痛或腰痛的关系。

3. 康复技术与康复方案的规范与协调应用是功能恢复成败的关键

充分了解康复技术的适应证与禁忌证，优势与局限等特点可使患者获得良好的康复效果。如松动术方法的应用，由于颈椎与腰椎解剖结构的局部差异，特别是小关节的位置与活动方向，有专家认为，常常对腰痛有效的麦特兰德关节松动术（Maitland technology）用在颈痛的患者中疗效不显著，而主要针对颈椎小关节特点治疗的穆里根动态关节松动术（Mulligan technology）却疗效明显。

（三）保险或费用等其他问题

骨科远程咨询较多的是医疗保险费用等问题，目前我国虽然大力发展医保政策，我国经济正处于发展转型的关键时期，经济形势复杂多变，人口老龄化问题日益突出，对职工医疗保险的平稳运行带来了较大的影响，费用收缴难，医疗费用支出增长过快，浪费和违规严重等成为当前城镇职工医疗保险运行中存在的突出问题。

目前医疗保险主要存在几个问题：职工医疗保险覆盖面窄，参保率低；医保基金收缴难，抗风险能力差；"统账结合"下，医保个人账户的局限性；医疗费用过快增长，医疗保险收支失衡。

骨科远程咨询的医疗费用和保险问题归纳一下，主要有以下几点。

1. 异地就医住院保险能否报销

一般来说，目前广东省已经基本实现全省联网，异地医保就医可以用医保卡直接报销费用，住院时根据你选择的医院级别，住院费用的类别，可纳入基本医疗报销费用，扣除起付标准、自费金额、比例自付、年龄比例给予报销。必须是联网医保定点医疗机构才能直接与医院结算，部分没有联网的地区只能自费结账然后回当地凭住院发票报销。

2. 异地门诊医疗费用能否报销

政策规定，只要办妥异地就医手续，都能按照政策享受医保待遇，且在异地就医所享受的医保待遇与在本地就医一样。所以，只要你符合条件并且办理了有关手续，即使在异地生了病、也一样可以得到合理的医疗保障。但如果没有办妥异地就医手续，在本地医保范围外住院，医疗费用就由个人负责。

3. 医疗保险报销问题

医疗保险一般都是住院才报销吗，为什么有的门诊能报销，报销比例有规定吗？

医疗保险种类不一样，只住院报销的是城镇居民、灵活就业人员医保，其他如城镇职工、农村合作医疗的医保是可以门诊报销的，但比例不一样。

4. 骨科医疗费用问题

一般来说，广州市相对比其他地区的医疗费用高一点，但是随着现在广州各大医院的医疗耗材、药费降价，相对之前来说医疗费用会低很多，所以患者如果到广州市三级甲等医院治疗骨科疾病，费用比原来有所降低，相对来说广州医疗技术水平较省内其他地区高，所以医疗质量还是有所保障的。

5. 骨科疾病住院天数

骨科不同疾病的住院天数不一样，但是趋势都是住院天数逐渐减少，随着最近几年骨科加速康复外科（ERAS，enhanced recovery after surgery）的发展，骨科不同疾病术后的围手术期处理（包括镇痛、抗凝、功能锻炼）越来越完善，在保证患者康复的前提下，住院天数逐渐在缩短，从而减少了医疗费用成本。

（四）其他疾病问题

1. 骨科疾病后出现的心理问题

（1）抑郁症。主要临床表现为：情绪低落、兴趣缺乏和快感缺失，可伴有躯体症状、自杀观念和行为等。

（2）焦虑症。主要临床表现为：主观上患者感到惶恐不安、提心吊胆、仿佛马上要大难临头，实际上患者自己也知道并不存在什么危险，客观上异常表现为可有运动性不安，如震颤、肌肉紧张、疼痛、躯体僵硬、坐立不安；还有自主神经功能紊乱，如口干、颜面潮红、出汗、心悸、呼吸急促、窒息感、胸闷、尿急、尿频、有便意、晕厥等。

解决办法：对骨科患者进行心理护理干预和健康教育，并进行焦虑、抑郁评分。抑郁常用的评价量表有贝克抑郁量表（BDI，beck depression inventory）和医院焦虑抑郁量表（HAD，hospital anxiety and depression scale），焦虑常用的评价量表有焦虑自评表（SAS，self-rating anxiety scale）和广泛性焦虑障碍量表（GAD-7，generalized anxiety disorder scale）等，结果显示心理护理干预对患者心理健康具有积极作用，缓解患者焦虑抑郁心理状态，减轻其心理负担，从而有利于患者的康复。

2. 骨科疾病后出现的药物依赖性问题

骨科疾病经常会用到阿片类药物，经常会出现阿片类药物依赖。它的危害较大，除了对身体的损害还会导致许多社会问题，如犯罪等。

解决方法：

对患者进行健康教育，明确药物成瘾对自身的危害，主动积极配合医生治疗。

逐渐减少依赖药的服用剂量，原则上逐渐减量，切忌大幅度削减用量或完全停用，否则容易出现戒断症。

使用非依赖或依赖性较低的药物临时替代。

依赖戒除后，要巩固所取得的效果。积极进行心理疏导，调节生活，加强体育锻炼，物理治疗等均有益。

药物依赖严重，要住院积极治疗，力争早日戒除。

第二章　骨科疾病远程诊断与治疗

第一节　骨科疾病远程实时急救指导规范和指南

一、背景

院前急救是医疗紧急救治过程中重要的环节，能否第一时间采取及时、有效的救治措施将直接影响到患者的生命安全和预后。然而我国的现状是：各地救护人员水平参差不齐，跟车前往救治现场的医务人员往往年资较低，对于复杂的病情无法做出及时、有效的处理。

远程实时急救指导，通过4G/5G网络或无线网络，实现语音对话、视频对话及视音频数据传输，指导现场急救处理，减少并发症和二次损伤的发生，提高救治质量。

二、内容

骨科疾病的远程实时急救指导主要涉及的疾病包括：骨折、伤口处理、手足外伤、脊柱脊髓损伤及烧伤烫伤。

（一）骨折

（1）注意评估患者的生命体征及一般情况。

（2）对于怀疑骨折的患者，应予以夹板固定、保护，避免搬运时造成二次损伤。

（3）对于开放性骨折、骨折端外露的患者，切忌强行复位，应临时夹板固定，用干净纱布覆盖保护伤口，尽快转运至院内治疗。

（4）对于怀疑骨盆骨折的患者，应警惕腹盆腔脏器损伤、出血性休克、尿道损伤及肠道损伤等。

（5）所有怀疑骨折的患者，应警惕血管、神经损伤。

（二）伤口处理

（1）清洗去污。用无菌纱布覆盖创面，剪去毛发，用肥皂水刷洗除去伤口周围的污垢，用生理盐水清洗创口周围皮肤。

（2）创口的处理。用碘伏消毒创口及其周围的皮肤，铺消毒巾。换手套，穿手术衣。仔细检查创口，清除异物，切除失去活力的组织。必要时扩大创口，以便处理深面的组织；伤口内部彻底止血，最后用生理盐水和过氧化氢反复冲洗伤口。

（3）缝合伤口。更换手术单，器械和手套；按组织层次缝合创缘。污染严重的、有死腔的置引流管或延期缝合皮肤。若有大块皮肤软组织缺损，应考虑采用各种方式闭合创面，保护创面内的血管神经和肌腱。

（4）伤口覆盖无菌纱布或棉垫，绷带固定。

（5）对症止痛、抗感染、注射破伤风及其他抗毒素预防特殊类型感染或毒素。

（6）尽量保留肢体的长度。

（7）坏死组织必须清除干净，如果残端有坏死组织残留，易继发感染，伤口难以愈合。

（8）血管结扎应在正常血管的部位结扎，并将残端置入周围正常组织内，避免再次出血。

（9）务必与患者及其家属进行充分沟通后再行手术治疗，以免清创术中出现紧急情况等危机事件发生的风险。

（三）手足外伤

（1）手割伤虽然外观上显而易见，容易吸引注意，但是很少危及生命。我们要时刻注意，必须重视在肢（指）体损伤的同时，仔细评估患者是否存在其他严重损伤。处理所有受伤患者时必须遵循标准的创伤后生命支持治疗，包括伤后立即观察气道、呼吸和循环，随后进行早期和晚期的病情评估。

（2）病史。病史询问的重点是损伤发生的时间、地点和过程。其中受伤时间很重要，尤其是导致血循环障碍的损伤就更为重要。骨骼、皮肤、肌肉对缺血的耐受性依次下降，即使缺血后组织低温保存，缺血肌肉也只能存活4~6h。此外，距离受伤时间越长，感染的风险越大，超过6h会影响伤口一期闭合和覆盖。如果组织发生缺血，保存的温度非常关键。如果保持合适的低温环境，在24h内重建血循环，肢体仍然有可能存活。其次，受伤的地点也很重要。例如，农业伤往往污染较严重，需要更加彻底清创，经常不适合一期闭合创口。在制定治疗计划时，还要考虑与受伤环境相关的社会和经济因素。最后，受伤的过程，也就是损伤机制，有助于明确损伤的外力、判断组织坏死程度和损伤区的范围，对治疗很有帮助。在考虑进行复杂而且持续时间较长的重建手术时，要全面评估患者的健康状况，是否患有其他基础性疾病。高龄、心血管疾病、肺部疾病、出血倾向或糖尿病，会大大增加发生围手术期并发症的风险，严重的甚至危及生命。

（3）查体。对重要结构的损伤评估，特别是血循环状态的评估，是非常重要的，这对于判断治疗的紧迫性，以及向患者及其家属交代治疗方案和预后都是非常重要的。一般急诊需要对伤肢的血供状态、感觉功能、肌肉肌腱运动功能进行初步评估，要完成必要的影像学检查。初步评估有助于手术室进行充分的术前检查，如显微外科器械和设备、内固定植入物和器械、X线设备等。手术前还需完成必要的实验室检查，如红细胞、血小板计数的血常规，电解质分析，血气分析，毒理学检查等。此外，如果患者失血较多或预期手术中失血量大，术前还要检测血型，完成交叉配血试验。

（4）急诊治疗要点。评估和处理其他可能危及生命的严重损伤；伤口局部压迫止血，不要用止血钳盲目钳夹止血；纠正明显的骨骼畸形；预防应用破伤风抗毒素血清和抗生素；重建肢体血供；离断组织的冷却保存；保留健康的皮桥。

（5）手术治疗。清创术或伤口清理，伤口修整。积极清创，去除血供欠佳组织，尤其是缺血的肌肉组织，保留重要的结构，如神经、血管、动脉。清创在止血带下进行，注意应用时间，及时松开，为进一步清创必要时可再次应用。标记神经和动脉，保存血供丰富的骨组织利于骨折愈合，保留失去血供的骨组织以利于骨折的复位，骨折复位完成后可清除失去血供的小骨块。尽量保存有良好的血供的软组织覆盖创面。根据需要开展骨与关节重建、肌腱的修复重建、血管的修复重建、神经的修复重建等。

（6）麻醉准备。根据麻醉平面的要求及患者的全身情况，可选择全身麻醉及神经阻滞麻醉等。

（7）术后治疗和功能锻炼。固定姿势选择保护位，即腕关节轻度背伸、掌指关节屈曲、指间关节伸直位，可防止挛缩，利于功能恢复。植皮或皮瓣术后早期要避免剪切方向的活动。早期活动锻炼促进肌腱滑动防止粘连，改善关节活动。控制水肿。进行脱敏锻炼。根据不同功能需要进行针对性功能锻炼。不要忽视心理问题及治疗。

（8）出血和血肿形成。血肿可延迟伤口愈合，并且是细菌感染的良好培养基，因此任何血肿必须清除，并加压包扎，重要血管的出血应在止血带使用下急送手术室切开止血。

（9）感染。任何深部伤口感染都应该立即在手术室进行清创和冲洗，并且开放伤口，根据术中细菌培养结果选用抗生素，并警惕继发性出血。

（10）气性坏疽。典型的气性坏疽开始于伤口区域突然出现疼痛。气性坏疽可以通过伤口局部探查和X线、CT、MRI检查确诊。然而，对于高度怀疑且症状恶化的患者，应立即手术清除坏死、损伤和感染的组织。为控制感染可以行截肢术。

（11）破伤风。易感破伤风伤口特征：受伤超过6h，星形撕裂或擦伤，深度超过1cm，枪弹伤、挤压伤、烧伤或冻伤，有感染、失活、失神经或缺血组织，污染。给予破伤风类毒素进行主动免疫，第二次注射应当在首次注射后4周进行，第三次在6个月之后进行。

（四）脊柱脊髓损伤

1. 骨折分类

（1）按损伤机制分类。分为屈曲压缩损伤、屈曲分离损伤、垂直压缩、旋转及侧屈和伸展损伤。

（2）按损伤部位分类。分为棘突骨折、椎板骨折、关节突骨折、横突骨折、椎体骨折及骨折脱位等。

（3）Denis分类。将胸腰段骨折分为压缩型骨折、爆裂性骨折、屈曲牵张型（安全带损伤）骨折和骨折脱位型骨折。

（4）AO分类。A型由压缩损伤引起，仅累及前柱，根据损伤程度分为A1、A2、A3三个亚型；B型由牵张性损伤引起，累及前后两柱，且以损伤邻近椎体间的牵张为特点，根据损伤程度分为B1、B2、B3三个亚型；C型为旋转暴力引起，多合并压缩的损伤机制，根据损伤程度分为C1、C2、C3三个亚型。

2. 神经功能评估

应包括感觉检查、运动检查、损伤平面确定、确定脊髓损伤的完整性及确定美国脊髓损伤协会（ASIA）分级。

3. 辅助检查

（1）X线检查。作为最基本的检查手段，正位片应观察椎体有无变形，上下棘突间隙、椎弓根间距等有无改变；侧位片应观察棘突间隙有无加大。通过测量了解椎体压缩程度、脱位程度及脊柱后弓角等。根据X线片脱位程度间接来评估脊髓损伤程度。

（2）电解质。低钠血症是脊柱脊髓损伤患者早期常见的并发症，急性重度低钠血症可导致患者出现神经精神症状甚至死亡。因此应注意对脊髓损伤患者电解质的监测，做到及时发现及时处理。

（3）血气分析。C4以上的颈髓损伤会影响到呼吸功能，严重者可造成死亡。因此对于脊髓损伤患者，尤其是颈部脊髓损伤的患者监测血氧分压及肺功能是非常必要的。

4. 治疗

（1）生命支持。

①呼吸支持：脊髓损伤后的氧合作用对于缓解脊髓进一步缺血性损伤是非常重要的，常规应给予吸氧、肺部清理和呼吸道管理，必要时行气管插管或气管切开。

②循环支持：为减少二次损伤，应维持平均动脉压在85~90mmHg，可以通过适当补液扩容的方法；如果持续性低血压，可静脉内应用β-受体阻断药［多巴胺5~15μg/（kg·min）或多巴酚丁胺3~20μg/（kg·min）］，应避免使用α-受体阻断药。

（2）药物治疗。

①大剂量甲泼尼龙：首次剂量按30mg/kg，静脉15min内输入，间隔45min后，用5.4mg/（kg·h）静脉维持。对于首次剂量在伤后3h内给药者，维持23h；伤后8h内给药者，维持47h。对于超过8h者，应避免使用大剂量甲泼尼龙。

②神经节苷脂：国内外的临床应用表明，大剂量、长疗程是神经节苷脂的基本使用方法，它可以在伤后72h内使用，首次剂量600mg，静脉给药以后每天200mg，连续使用56d。

③神经生长因子：1 000pg，肌肉注射，每天1次，连用30d，既可用于急性脊髓损伤，保护神经细胞，又可用于脊髓损伤后期，有利于轴突再生。

④脱水药物：用于减轻神经组织水肿，常用的药物有甘露醇和30%尿素，可与大剂量甲泼尼龙等治疗并用；30%尿素用法用量为1~1.5mg/kg，静脉给药，1次/6h，连续2~3d；甘露醇用法用量为按体重1~2g/kg，一般用20%溶液250mL静脉滴注，并调整剂量使尿量维持在30~50mL/h。脱水治疗易导致水和电解质紊乱，不宜长时间使用。

（3）牵引固定。

①颅骨牵引：适用于颈椎骨折和脱位患者。

将患者头发剃去，取仰卧位，颈部两侧用沙袋固定。用2%甲紫在两侧乳突之间画一条冠状线，再沿鼻尖到枕外隆突画一条矢状线。将颅骨牵引弓的交叉部支点对准两线的交点，两端钩尖放在横线上充分撑开牵引弓，钩尖所在横线上的落点做切口标记。用1%普鲁卡因在标记点处进行局部麻醉，在两标记点各做一个小横切口，直至骨膜，并略做剥离。用颅骨钻在标记点钻孔。钻孔时应使钻头的方向与牵引弓钩尖的方向一致，仅钻入颅骨外板（成人约为4mm，小儿约为3mm）。钻孔后安装颅骨牵引弓，并拧紧牵引弓上的两个相对应的螺钉进行固定，防止松脱或向内拧紧刺入颅内。牵引弓系结牵引绳，通过床头滑轮进行牵引。床头抬高20cm左右作为对抗牵引。牵引重量要根据颈椎骨折和脱位情况决定，一般为6~8kg。如伴有小关节交锁者，重量可加到12.5~15kg，同时将头稍呈屈曲位，以利于复位。如证明颈椎骨折、脱位已复位，应立即在颈部和双肩之下垫薄枕头，使头颈稍呈伸展位，同时立即减轻牵引重量，改为维持性牵引。

②其他固定方法：石膏外固定（包括头胸石膏、颈胸石膏、石膏围领、石膏背心及石膏围腰等）、颈托等。

（4）并发症预防及处理。

①深静脉血栓形成：预防最简单的办法是每天规律性的关节运动、下肢经常性抬高等；下肢裤腿不宜太紧，以免影响血流；治疗重在早期发现和早期治疗，医护人员应注意每天巡视和查体，做到早期发现和治疗，治疗方案包括抗凝治疗和肢体抬高制动等。

②呼吸系统并发症：急性损伤患者有气短、胸闷、多痰、呼吸频率快而浅、两肺布满痰鸣音或湿啰音时，应注意保持呼吸道通畅；对于C4以上损伤常规行气管切开术，对于C5以下损伤要遵循气管切开的指征，若出现R＞32次/min、PO_2＜60%、呼吸道梗阻，应及时行气管切开；注意床上锻炼，经常翻身，预防肺部感染和上呼吸道感染；摄取充足水分，避免脱水；适当做深呼吸练习或腹式呼吸练习；呼吸肌麻痹或肺活量严重减少时，适时用吸入疗法，吸痰器和间歇性正压呼吸器等。

③泌尿系统并发症：对脊髓损伤患者排尿障碍的治疗主要是恢复排尿反射及预防尿路感染和肾衰竭；预防尿路感染最重要的是尽量排空尿液，早期应留置导尿并注意定期更换尿管；一旦发生尿路感染，应继续保留导尿，定时冲洗膀胱，应用抗生素。

④压疮：注意定时翻身，对受压皮肤部位进行轻轻按摩；床单应平，床垫应软，两踝间、足跟后方均应有软垫；对于Ⅰ度、Ⅱ度压疮定时翻身，更换敷料，通常可以愈合；对于Ⅲ度压疮皮下深层肌肉坏死，骨质外露者，应切除坏死组织，修平骨面，以肌皮瓣修复。

⑤关节挛缩：应交代患者及家属注意保持肢体位于正常的位置，早期不注意适当的功能护理将逐步发生肢体关节的挛缩，对此重在早期预防；如形成晚期畸形，则只有借助于矫形的肌肉肌腱软组织手术治疗。

⑥体温异常：对于高热应注意与感染鉴别。颈脊髓损伤后的高热预防和治疗以物理降温为主，包括乙醇擦浴和冰袋降温等。对于低温患者，治疗以人工复温为主，升高室温、热水袋法（40℃）、电热毯法、将输入的血液和液体预先加热法等。温度不宜升得过急过高，要徐徐升温至34℃后依靠衣被保暖升温至36℃，

以不超过37℃为宜。

（五）烧伤烫伤

1. 迅速脱离致伤因素

（1）热力烧伤。如果置身于火焰中，首先要脱离火源，迅速离开密闭和通风不良的现场。衣服着火时应尽快将着火的衣服脱下。来不及脱衣时，可就地卧倒翻滚，也可用水浇淋。严禁穿着火的衣服站立奔跑呼叫和用手扑打，以免吸入性损伤和手烧伤。

（2）化学烧伤。立即脱去被化学物质浸渍的衣服，以大量清洁水冲洗，至少20min以上。使用现有的中和剂于创面，但不能为寻找中和剂而耽误清洗时间。防止中和剂浓度不当而造成附加损伤。头面部化学烧伤应注意眼，尤其是角膜，应优先冲洗。受碱烧伤的眼有条件时可加胶原酶抑制剂外用或球结膜下注射自体血清。

（3）电烧伤。立即切断电源，扑灭着火衣服；若灭火后患者呼吸心跳停止，应立即于现场急救，行体外心脏按压和口对口人工呼吸。

2. 抢救生命

（1）去除致伤因素后，首先检查有无危及伤员生命的情况。如大出血、窒息、开放性气胸、严重中毒等，应立即优先抢救。

（2）判断伤情。初步估计烧伤面积与深度，有无吸入性损伤，复合伤或中毒等。询问病史后应进行简单体格检查，迅速判断烧伤严重程度及有无合并伤。对头颈部烧伤或怀疑有吸入性损伤的患者，应备好氧气和气管切开包等抢救物品。必要时可考虑气管插管或切开，并吸氧。对危及生命的复合伤，如颅脑、胸、腹及严重骨折等严重创伤应积极抢救。

3. 保护烧伤创面

根据烧伤创面的大小，用无菌敷料或清洁布类包裹创面，避免污染和损伤。轻度烧伤的患者一般表现为轻微的红、肿、疼痛，可用自来水反复自然冲洗，以减低局部皮肤温度，减轻疼痛感，减少渗出和水肿。如果烧伤面积较大，要尽快脱掉包裹烧伤部位的衣物，不可强行撕脱，以免造成局部创面进一步损害。

4. 补液治疗

由于烧伤会使体液大量渗出，伤后应尽快补充液体，口渴的清醒患者可口服烧伤饮料，尽量避免饮用白开水，因其含有电解质过少，大量摄入会使患者体液的晶体渗透压降低。中度以上烧伤患者，必须马上建立静脉通道，快速输入平衡盐溶液。同其他抗休克补液原则一样，烧伤患者应该迅速建立静脉通道，合理配制容量液体。输液应遵循先盐后糖，先晶后胶，先快后慢的原则。补液的过程中

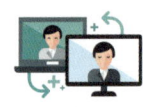

注意交替输入,晶体和胶体应合理搭配,输注量的比例一般为1∶0.5,广泛深度烧伤患者其比例可改为1∶1。伤后第一个24h,每1%的Ⅱ、Ⅲ度烧伤面积,成人需要补充电解质和胶体溶液共1.5mL/kg,再加上每天生理需要量2 000mL。在抢救过程中,伤员的尿量、心率、血压、末梢循环、精神状态、口渴等症状需要密切观察并详细观察记录中心静脉压和出入量。

5. 应用抗生素

对大面积烧伤患者应尽早口服或注射广谱抗生素。

6. 快速安全转运

伤势较重的患者就近选择医院,先救急救命,再进一步治疗。因烧伤后疼痛刺激、精神恐惧、创面渗出等原因,患者进入休克状态,路途遥远颠簸会加重休克的发生,待患者度过休克期以后再转入指定医疗单位,不要舍近求远,延误病情。

(1)轻度烧伤者,可随时转运。

(2)中度烧伤者,伤后4h内送到指定医院,否则最好就地抗休克后再转运,并在途中补液。

(3)重度烧伤者,伤后4h送到指定医院,或就地抗休克使患者情况相对稳定后,于受伤12h后再转运。

(4)特重度烧伤者,伤后2h内送到附近医院,否则应积极抗休克,待休克控制,受伤48h后再转运。

三、技术规范

(一)调度子系统

该子系统作为急救流程的起点,对整个急救流程的顺利进行有着至关重要的作用,可谓急救系统的"心脏"。当有呼救电话打入调度子系统时,调度子系统利用现代信息化管理手段,将区域内可分配的急救资源进行整合,按照"就近、就急、就能力"原则,在系统中建立急救任务并为其合理分配急救资源。此外,结合卫星定位技术,对急救车辆进行全程追踪。最终建成一个集呼叫—调度—追踪为一体的可全面高效运转的调度子系统。

(二)波形传输子系统

该子系统通过无线技术对车载医疗设备中的患者体征参数、生命波形数据进行采集并实时将采集的数据传输至急诊远程端。当系统因为无线网络原因无法实时传输时,可将数据进行断点采集,存储在车载服务器上,一旦网络连接上,可以继续上传,保证数据的完整性。

(三)车载病历子系统

该系统将改变急救医生以往在院前手写急救病历、院内电脑录入急救病历的工作方式,将病历录入系统移植到车内。在急救车辆运行过程中,急救人员除了照顾患者外还可以在车中利用车载设备录入急救病历。与此同时,车载设备可通过无线网络将病历数据传输到急诊远程端,供院内急救医生查看,为院内急救医生提供更多的院前急救信息,实现院前急救与院内急救有效衔接。

(四)视音频救治子系统

该子系统从视音频通话角度为急救医生搭起院前急救与院内急救的有效沟通桥梁。当院前急救发生急救医生无法应对的情况时,可通过车载视音频设备向急诊远程端发起求助信息,进而与对方进行视音频通话获得远程紧急救治支援,甚至进行多科室联合远程会诊。此外该子系统还支持录像、拍照功能,可为防范医疗纠纷提供现场影像资料(表2)。

表2 远程急救救护与指导系统硬件设备配置

配置端	产品名称	数量	单位
救护车端	存储服务器	1	台
	车载工控机	1	台
	路由器	1	台
	无线耳麦	2(两人用)	台
	车载无线编码器(4CIF)	1	套
	车载摄像机(4CIF)	1	台
	车载视频解码器(DVH输出)	1	套
	车载音箱	1	台
远程救治端	高清网络摄像机(带编码)	1	台
	无线话筒	1	套
	专业音箱	1	台
	液晶电显示器	1	台
	计算机(大机箱)	1	台
	多屏显卡	1	块

第二节 肩关节疾病

一、疾病介绍

（一）肱骨近端骨折

1. 定义

直接或间接暴力导致的肱骨近端连续性的完全或部分中断。

2. 症状

肩部肿胀，疼痛，活动受限。

3. 体征

畸形，反常活动，骨擦感。

4. 检查

肩关节正侧位X线片，肩关节CT平扫+三维重建。

5. 治疗原则

（1）保守。手法复位+石膏或支具外固定。

（2）手术。切开复位内固定术。

（3）手术。肩关节置换术。

（二）锁骨骨折

1. 定义

直接或间接暴力导致的锁骨连续性的完全或部分中断。

2. 症状

肩部肿胀，疼痛，活动受限。

3. 体征

畸形，反常活动，骨擦感。

4. 检查

肩关节正侧位X线片。

5. 治疗原则

（1）保守。手法复位+8字绷带或石膏绷带固定。

（2）手术。切开复位内固定术。

（三）肩锁关节脱位

1. 定义

直接或间接暴力导致的肩锁关节肩峰端与锁骨端失去正常对位。

2. 症状

肩部肿胀，疼痛，活动受限。

3. 体征

畸形，弹性固定。

4. 检查

肩关节正侧位X线片。

5. 治疗原则

（1）保守。三角巾悬吊固定。

（2）手术。切开复位内固定术。

（3）手术。韧带重建术。

（四）肩关节脱位

1. 定义

直接或间接暴力导致的肩关节肱骨头与肩胛盂失去正常对位。

2. 症状

肩部肿胀，疼痛，活动受限。

3. 体征

畸形，弹性固定，关节窝空虚，杜加试验（Dugas征）（+）。

4. 检查

肩关节正侧位X线片。

5. 治疗原则

（1）保守。手法复位+三角巾悬吊固定。

（2）手术。切开复位术。

（五）冻结肩

1. 定义

由于肩关节周围软组织病变导致的肩关节疼痛和活动功能障碍。

2. 症状

肩部疼痛，活动受限。

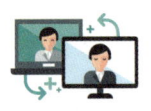

3．体征

肩关节主动活动与被动活动度均受限。

4．检查

肩关节正侧位X线片，肩关节核磁共振平扫。

5．治疗原则

（1）保守。药物治疗+物理锻炼。

（2）手术。关节镜下松解术。

（六）肩袖损伤

1．定义

肩关节周围肌腱（冈上肌、冈下肌、小圆肌、肩胛下肌）由于磨损、退变或外伤导致的损伤。

2．症状

肩部疼痛，活动受限，肩部肌肉力量下降。

3．体征

疼痛弧（+），抗阻试验（+），Jobe试验（empty can test，空罐试验）（+），抬离试验（Lift-off test）（+），压腹试验（+）等。

4．检查

肩关节正位、Y型位X线片，肩关节核磁共振平扫。

5．治疗原则

（1）保守。药物治疗+制动休息。

（2）手术。肩袖缝合修复术。

（七）肩峰下撞击综合征

1．定义

肩峰下关节由于解剖结构原因或动力学原因，在肩的上举、外展运动中，因肩峰下组织发生撞击而产生的一系列症状、体征的临床症候群。

2．症状

肩部疼痛，活动受限。

3．体征

疼痛弧（+），Neer征（+），Hawkins征（+）。

4．检查

肩关节正位、Y型位X线片，肩关节核磁共振平扫。

5. 治疗原则

（1）保守。药物治疗+物理治疗。

（2）手术。关节镜下肩峰下成形术。

（八）肩关节上盂唇从前至后的损伤又称SLAP（superior labrum anterior and posterior）损伤

1. 定义

指肩胛盂缘上唇自前向后的撕裂，累及肱二头肌长头腱附着处。

2. 症状

肩部疼痛，活动受限。

3. 体征

压缩-旋转试验（+），O'Brien试验（+），Speed试验（+）。

4. 检查

肩关节正位、Y型位X线片，肩关节核磁共振平扫。

5. 治疗原则

（1）保守。药物治疗+物理治疗。

（2）手术。关节镜下清理或修复术。

二、资料准备

（一）病史资料

包括主诉症状、发病情况、诊疗情况、用药史、个人和家庭病史等。

（二）查体资料

通过视、触、动、量对肩关节进行专科查体，包括肩关节相关特殊查体，汇报查体结果。（详见肩关节查体图谱集）

（三）检查资料

检验常规、生化、医学影像、病理及其他特殊项目检查的文字、数据及图像等资料。

三、肩关节查体图谱集

（一）视诊

观察肩关节局部是否存在肌萎缩，肿胀及畸形。

（二）触诊

分别于锁骨、肩锁关节、喙突、喙肱韧带、肱骨大结节、肱二头肌长头腱等部位检查有无压痛。

（三）活动度（表3）

表3　肩关节活动度

动作	角度	动作	角度
前屈-上举	180°	后伸	60°
外展-上举	180°	内收	50°
外旋（中立位）	45°	内旋（中立位）	70°
外旋（外展90°）	90°	内旋（外展90°）	70°
水平前屈	135°	水平后伸	50°

图谱示例肩关节部分活动方向查体（图1）。

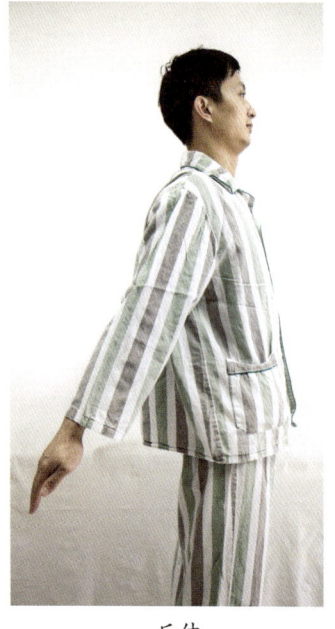
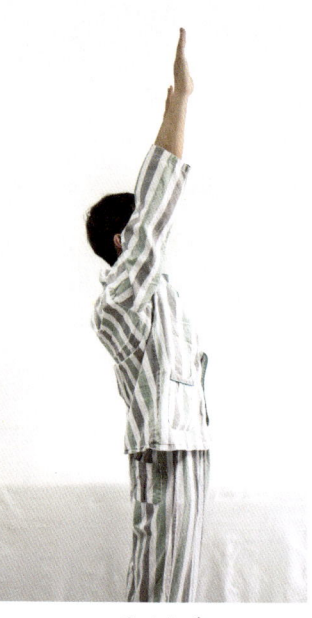
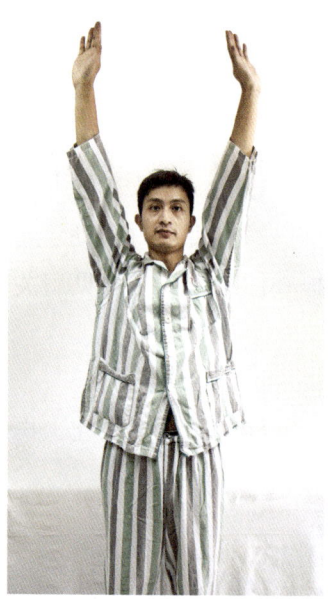

a. 后伸　　　b. 前屈上举　　　c. 外展上举

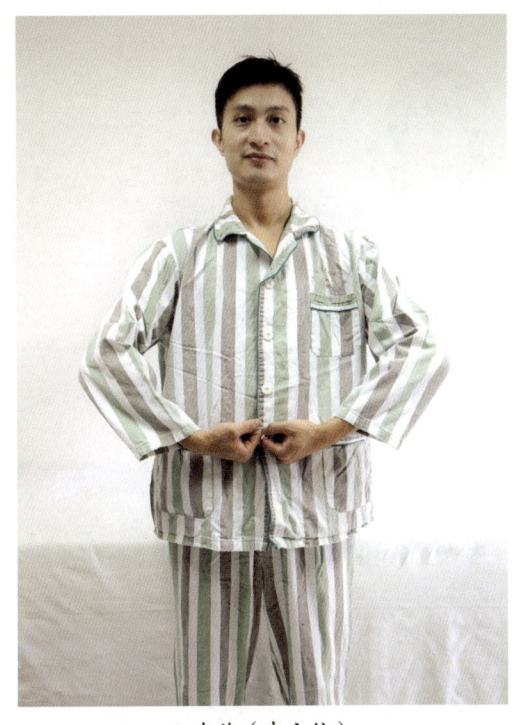

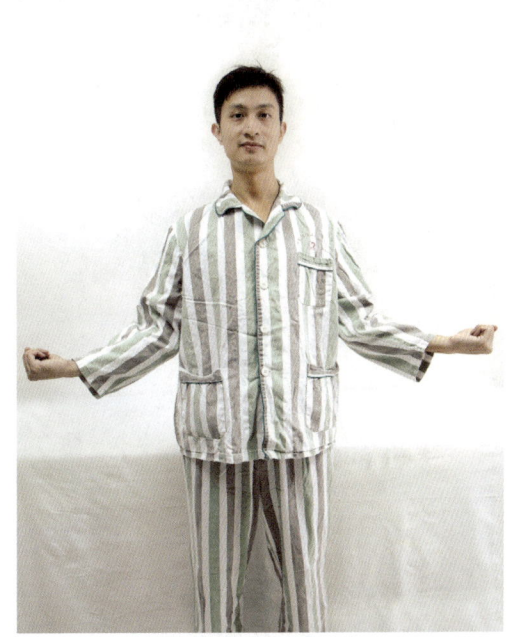

d. 内旋（中立位）　　　　　　　　　e. 外旋（中立位）

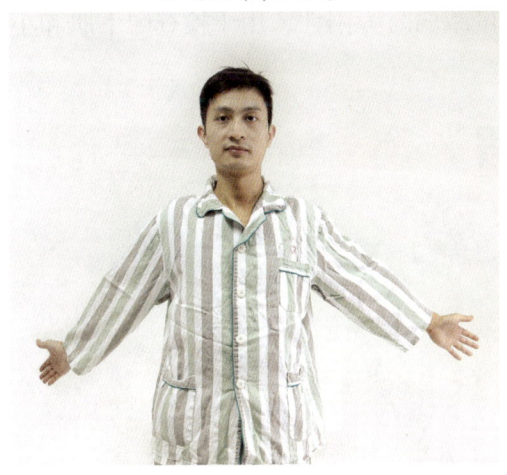

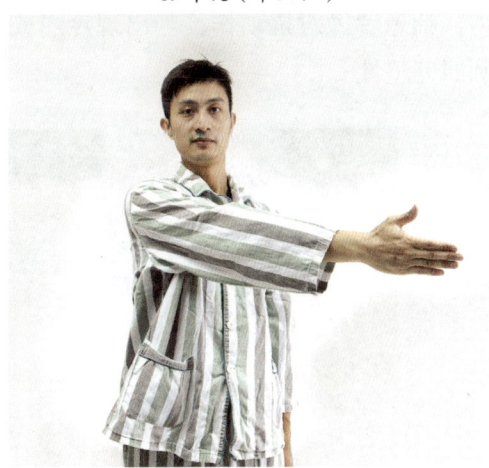

f. 水平后伸　　　　　　　　　　　　g. 水平前屈

图1　肩关节各方向活动示意

（四）特殊查体

1. Jobe 试验（图2）

臂部外展90°前屈30°拇指向下，检查者用力向下按压上肢，患者抵抗，与对侧相比力量减弱则为阳性，用于检查冈上肌的完整性。

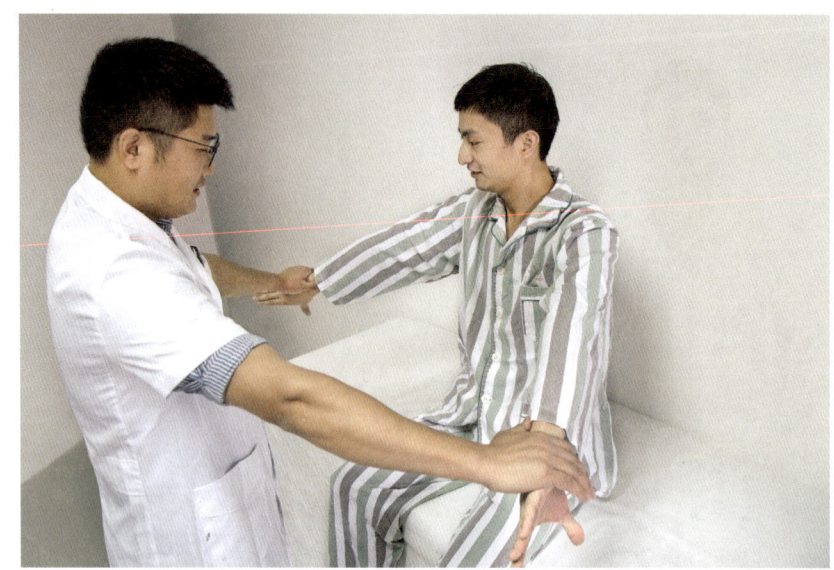

图2 Jobe试验

2. 外旋抗阻试验（图3）

患者前臂中立位前屈外展，肩关节外旋45°~60°，检查者对手的背面施加应力，嘱患者做对抗动作，当出现疼痛或力量减弱时为阳性，用于检查冈下肌和小圆肌完整性。

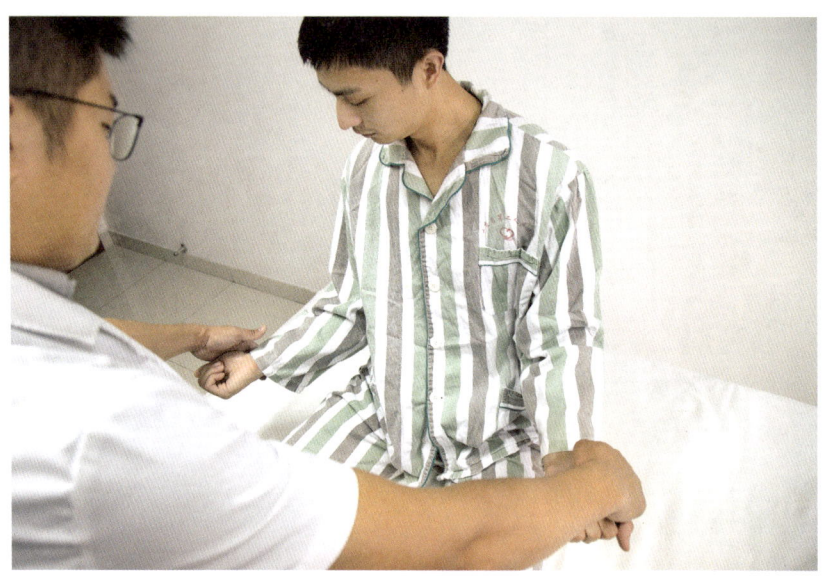

图3 外旋抗阻试验

3. Lift-off试验（图4）

患者取坐位或站立位，上肢内旋，手背部靠紧下腰背部，如果患者不能将手背抬离下腰背部，则为阳性，用于检查肩胛下肌完整性。

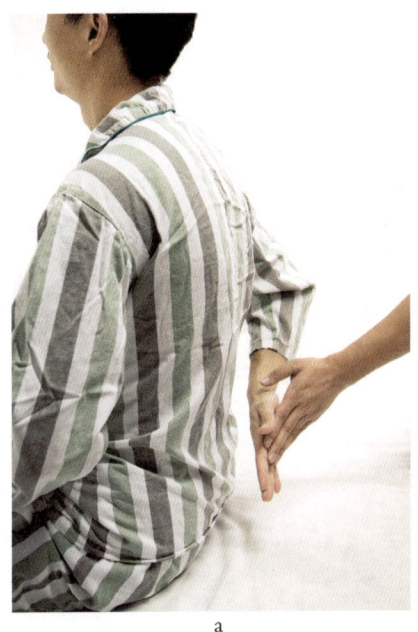
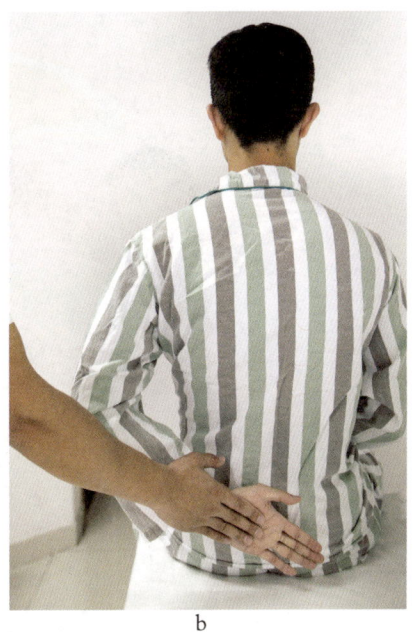

图4　Lift-off试验

4. 压腹试验（图5）

患者用手掌压住腹部，维持上肢于最大内旋位，如果肘关节回落于躯干后方，则为阳性，用于检查肩胛下肌完整性。

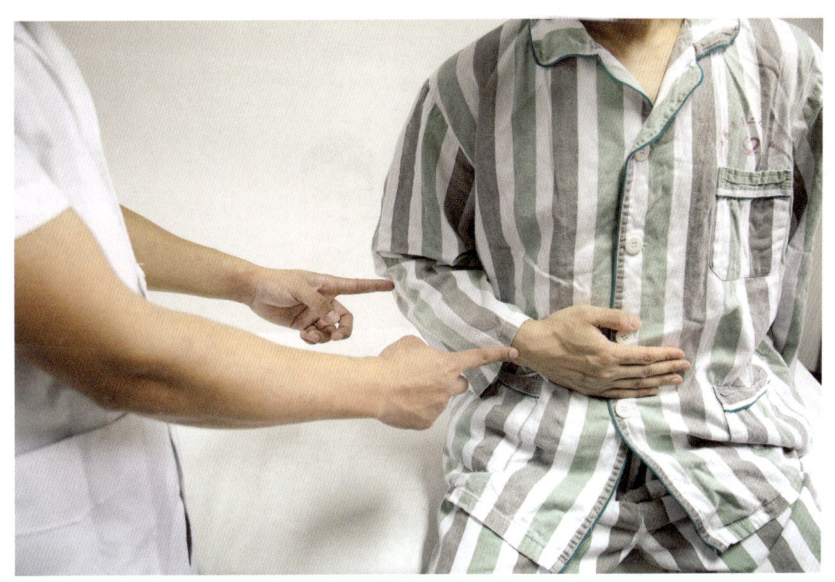

图5　压腹试验

5. Neer试验（图6）

肩极度内旋，肩胛骨平面前屈上举，当出现疼痛时，将肩外旋继续上抬，疼痛减轻或消失为阳性，提示肩峰下撞击综合征、肩袖撕裂、肱二头肌长头腱病变。

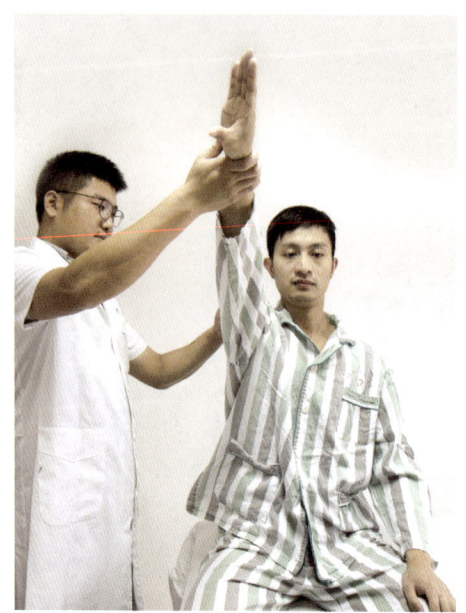

图6 Neer试验

6. Hawkins 试验（图7）

患者肩关节内收位前屈90°，肘关节屈曲90°，前臂保持水平，检查者用力使患侧前臂向下致肩关节内旋，出现疼痛者为阳性，提示肩峰下撞击综合征。

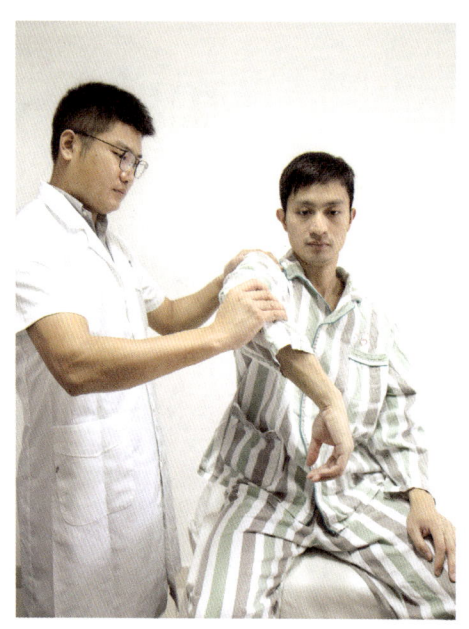

图7 Hawkins试验

7. Speed 试验（图8）

肩关节前屈90°、肘关节伸直和前臂旋后，给前臂一抵抗阻力，出现肱二头肌沟疼痛则为阳性，提示肱二头肌长头腱或肩关节上盂唇从前至后的损伤（SLAP损伤）。

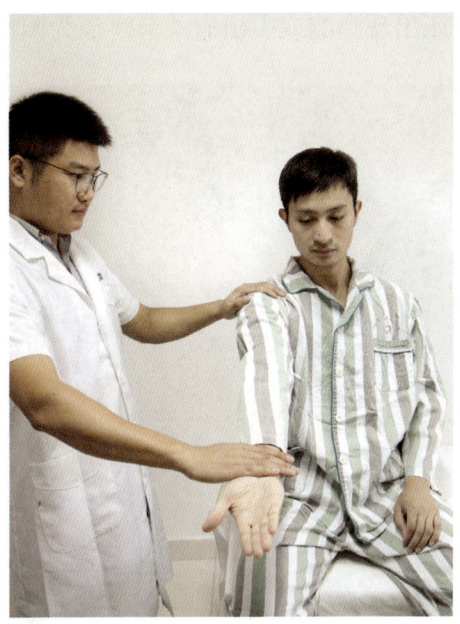

图8 Speed试验

8. 疼痛弧试验（图9）

肩外展60°~120°时出现疼痛为阳性，提示冈上肌肌腱损伤。

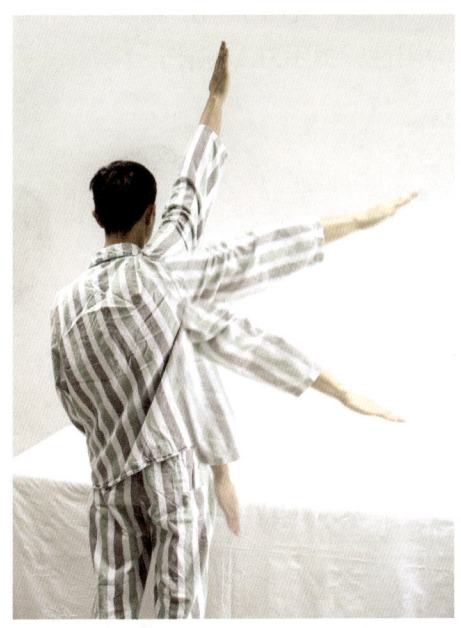

图9 疼痛弧试验

9. 压缩-旋转试验（图10）

患者仰卧位，肩外展90°，检查者对肩关节施以轴向挤压力，此时若能感觉到撕裂的上方盂唇被挤压出现弹响或引出肩关节疼痛为阳性，提示SLAP损伤。

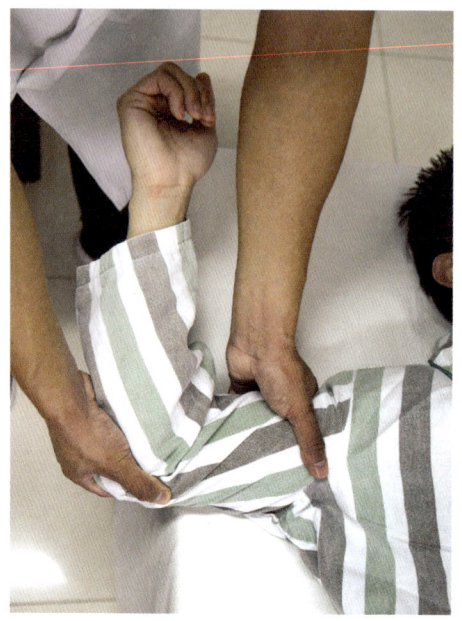

图10　压缩-旋转试验

10. O'Brien试验（图11）

肩关节前屈90°，极度内旋，抗阻上抬出现疼痛，然后极度外旋肩关节抗阻上抬疼痛消失或减轻则为阳性，提示SLAP损伤。

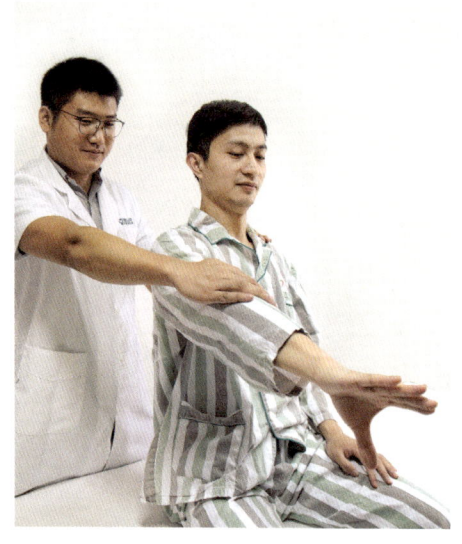
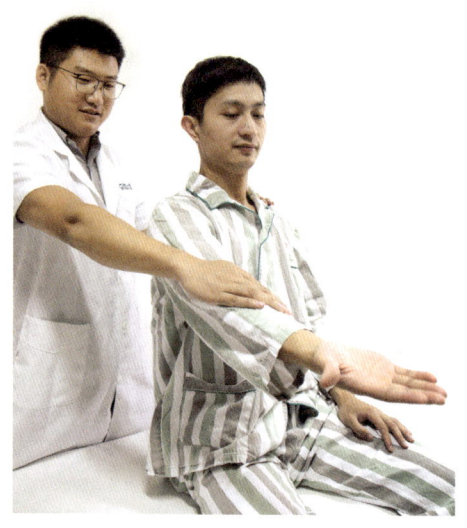

a　　　　　　　　　　　　b

图11　O'Brien试验

11. Dugas 征（图12）

患肢肘关节屈曲，患侧手放在对侧肩关节前方，如肘关节不能与胸壁贴紧为阳性，提示肩关节脱位。

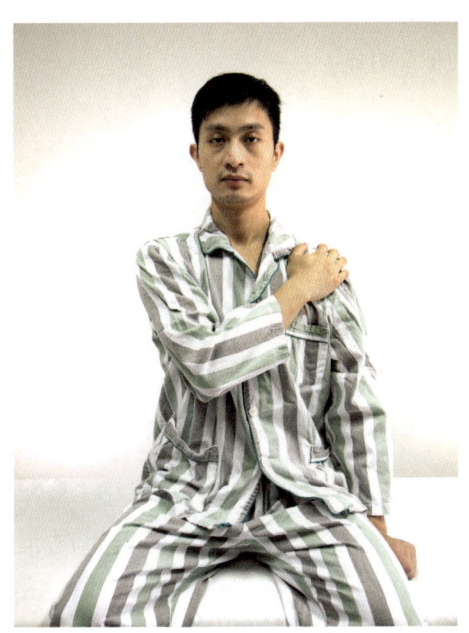

图12　Dugas征

12. 畸形

骨折端移位可使患肢外形发生改变，主要表现为缩短、成角、延长。

13. 反常活动

正常情况下肢体不能活动的部位，骨折后出现不正常的活动。

14. 骨擦感

骨折后两骨折端相互摩擦撞击，可产生骨擦音或骨擦感。

第三节　肘关节疾病

一、疾病介绍

1. 定义

肱骨外上髁炎俗称网球肘，指肘部外侧肱骨外上髁部位疼痛，腕关节活动和用力时疼痛加重，其原理为前臂伸肌群在肱骨外上髁的止点处变性水肿或断裂引

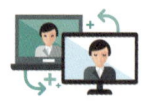

起的炎性刺激所致。

2. 症状

肱骨外上髁疼痛，腕关节用力时疼痛加重。

3. 体征

局部无明显红肿，压痛明显。

4. 检查

肘关节正侧位X线片、MRI。

5. 治疗原则

①物理治疗。②药物治疗。③心理治疗。④手术治疗。

二、资料准备

（一）病史资料

包括性别、年龄、职业、发病史、症状、诊疗情况、用药史、个人和家庭病史等。

（二）查体资料

通过视、触、动、量对局部进行专科查体，汇报查体结果。

（三）检查资料

检验常规、医学影像、病理及其他特殊项目检查的文字、数据及图像等资料。

三、诊疗要点

（一）诊断及鉴别诊断

1. 易发人群

运动员或健身人群，如网球、投掷、游泳等；从事需要反复或强制性使用前臂肌肉的工作者，如厨师、流水线工人等；经常抱小孩、洗衣、做饭的家庭妇女等。

2. 病史与体征

典型症状为逐渐出现的肱骨外上髁疼痛，可放射到前臂背侧，当用力或反复伸展腕部（如打球、拎重物、开瓶盖、拧衣服、炒菜等）会加重疼痛。特异性检查为疼痛去除试验：即压住靠近肱骨外上髁的止点后再让患者伸展腕部，疼痛减弱或消失。

3. 影像学检查

（1）X线片检查。肱骨外上髁炎的X线片检查大部分是正常的，病史长的患者部分会出现局部骨密度增高，如果打过封闭可能会出现局部骨密度降低。X线片检查还可以排除关节炎或肘部骨折。

（2）MRI检查。常见伸肌止点变性、水肿。此项检查不是必须。

4. 鉴别诊断

肱骨内上髁炎：又称高尔夫球肘，肘关节内侧疼痛、内上髁压痛明显，经常为屈肌止点慢性损伤所致。

骨间背神经卡压：为骨间背神经（桡神经深支）在肘部经过桡侧腕短伸肌和旋后肌时受压迫，表现为肱骨外上髁远端4~5cm处的疼痛和压痛，常伴有伸手指无力，伸腕不受影响。

风湿性关节炎或关节退变：往往会有关节肿胀和活动范围受限，表现为全关节疼痛，肘关节屈伸时疼痛加重。

（二）治疗

1. 保守治疗

纠正容易引起肱骨外上髁炎的活动，如果经常复发，建议更换工作。

疼痛早期可佩戴网球肘护具，通过固定伸肌近端部位，减少肌肉在肱骨外上髁止点的受力，从而减少疼痛和对止点的反复刺激。

可以局部外用非甾体抗炎药；如患者没有糖尿病，可以局部封闭治疗。但要注意一般局部封闭治疗第1次比较有用，另外尽量不要超过2~3次，次数太多会导致局部皮肤变薄及颜色改变，同时可能会引起肌腱断裂。

如果患者有糖尿病或害怕注射的疼痛，可行局部冲击波治疗，促进肌腱附着点血液循环，从而达到治疗效果。

2. 手术治疗

（1）适应证。

①症状持续超过1年。

②症状持续超过6个月，且保守治疗无效，疼痛无法忍受，已经影响日常工作、娱乐和生活。

（2）手术方法。手术方法分为开放手术和关节镜下手术，都是进行局部清创、切除病变组织。因为关节镜下手术的学习曲线较长，在此着重介绍开放手术。

切口起自肱骨外上髁，向腕部桡骨Lyster结节做长4cm直切口，逐层显露致伸肌群。自桡侧腕长伸肌和指总伸肌之间的间隙进入，显露下方的桡侧腕短伸肌肌腱。经常可见指总伸肌肌腱有部分退行性变，桡侧腕短伸肌肌腱水肿、脂肪样变及形成部分滑囊。彻底切除所有的病变组织，将其断端用0号可吸收线向后无张力缝合在指总伸肌肌腱上。如外上髁骨皮质钙化或过度增生，可以用咬骨钳去除并用电刀局部烧灼去神经化。

术后3个月内避免进行500g以上负重或重复性腕关节运动，3个月后逐渐进行各项活动。一般术后80%的患者可以取得良好效果（无疼痛且回归以前工作生活），15%部分好转，5%手术无效。术前要将这个数据充分告知患者，以避免造成医疗纠纷。

第四节 腕关节疾病

一、疾病介绍

（一）桡骨远端伸直型骨折（Colles骨折）

1. 定义

腕关节背伸位、手掌着地、前臂旋前时受伤导致的桡骨远端连续性的中断。

2. 症状

腕部肿胀，疼痛，活动受限。

3. 体征

畸形（典型畸形为侧面呈"餐叉样"，正面呈"枪刺样"畸形），反常活动，骨擦感。

4. 检查

腕关节正侧位X线片，腕关节CT平扫+三维重建。

5. 治疗原则

（1）保守。手法复位+石膏或支具外固定。

（2）手术。切开复位内固定术。

（二）桡骨远端屈曲型骨折（Smith骨折）

1. 定义

腕关节屈曲位、手背着地时受伤或直接暴力打击导致的桡骨远端连续性的中断。

2．症状

腕部肿胀，疼痛，活动受限。

3．体征

畸形，反常活动，骨擦感。

4．检查

腕关节正侧位X线片，腕关节CT平扫+三维重建。

5．治疗原则

（1）保守。手法复位+石膏或支具外固定。

（2）手术。切开复位内固定术。

（三）桡骨远端巴通骨折（Barton骨折）

1．定义

桡骨远端关节面骨折伴腕关节脱位，是桡骨远端骨折的一种特殊类型。在腕背伸、前臂旋前位跌倒，手掌着地，暴力通过腕骨传导，撞击桡骨关节背侧发生骨折，腕关节也随之向背侧移位。

2．症状

腕部肿胀，疼痛，活动受限。

3．体征

畸形，反常活动，骨擦感。

4．检查

腕关节正侧位X线片，腕关节CT平扫+三维重建。

5．治疗原则

（1）保守。手法复位+石膏或支具外固定。

（2）手术。切开复位内固定术。

（四）月状骨无菌坏死

1．定义

又称Kienbock病，好发于20~30岁青年人，此时骨骺已经闭合，故不属于骨骺的慢性损伤，而是骨的慢性损伤。

2．症状

腕关节肿胀、乏力，活动时加重，休息后缓解。随疼痛加重，腕部渐肿胀、活动受限而无法坚持原工作。

3．体征

腕背轻度肿胀，月骨区有明显压痛，叩击第3掌骨头时，月骨区疼痛。腕关节各方向均可受限，以背伸最为明显。

4．检查

腕关节正侧位X线片，放射性核素骨显像等。

5．治疗原则

（1）保守。背伸20°~30°位固定。

（2）手术。月骨已完全坏死、变形，可行月骨切除或人工假体植入术。切开复位内固定术。

（3）手术。若桡腕关节骨关节病已严重，应考虑桡腕关节融合术。

（五）腕管综合征

1．定义

是正中神经在腕管内受压而表现出的一组症状和体征。是周围神经卡压综合征中最常见的一种。

2．症状

桡侧三个手指端麻木或疼痛，持物无力，以中指为甚。夜间或清晨症状最重，适当抖动手腕症状可以减轻。有时疼痛可牵涉到前臂。

3．体征

拇指、示指、中指有感觉过敏或迟钝。Tinel征阳性，Phalen征阳性。

4．检查

神经肌电图，核磁共振等。

5．治疗原则

（1）保守。腕关节制动于中立位，非肿瘤和化脓性炎症者，可在腕管内注射泼尼松龙。

（2）手术。腕管内腱鞘囊肿、病程长的慢性滑膜炎、良性肿瘤及异位的肌腹应手术切除。对于腕管壁增厚、腕管狭窄者可行腕横韧带切开减压术。

（六）腕部腱鞘囊肿

1．定义

是腕关节附近的一种囊性肿物。

2．症状

肿物小时无症状，长大到一定程度活动关节时可有酸胀感。

3．体征

圆形或椭圆形肿物，表面光滑，不与皮肤粘连。

4．检查

B超，核磁共振。

5．治疗原则

（1）保守。减少手部活动。

（2）手术。囊肿切除术。

（七）桡骨茎突狭窄性腱鞘炎

1．定义

桡骨茎突部腱鞘因机械性摩擦而引起的慢性无菌性炎症改变。

2．症状

桡骨茎突部疼痛，可放射至手、肘或肩臂部，无力提物，活动腕部及手指时疼痛加重，有时伸拇指受限。

3．体征

桡骨茎突处压痛，有时可扪及痛性结节，握拳尺偏实验（+）。

4．检查

B超，核磁共振。

5．治疗原则

（1）保守。减少手部活动。

（2）保守。腱鞘内注射醋酸泼尼松龙。

（3）手术。桡骨茎突狭窄腱鞘切除术。

二、资料准备

（一）病史资料

包括主诉症状、发病情况、诊疗情况、用药史、个人和家庭病史等。

（二）查体资料

通过视、触、动、量对腕关节进行专科查体，包括腕关节相关特殊查体，汇报查体结果。（详见腕关节查体图谱集）

（三）检查资料

检验常规、生化、医学影像、病理及其他特殊项目检查的文字、数据及图像等资料。

三、腕关节查体图谱集

1. 腕关节检查——视诊

观察腕关节局部是否存在肌萎缩，肿胀及畸形。

常用的体表标志有拇长伸肌腱和拇短伸肌腱与拇长展肌之间的正常凹陷，称鼻烟窝，以及尺骨头的向背侧的正常隆突。鼻烟窝的基底部为舟状骨，因此舟状骨的骨折或病变将引起凹陷消失。

另一常见病损是腕三角纤维软骨破裂，使下尺桡关节松动。腕关节结核和类风湿关节炎表现为全关节肿胀。

腕背皮下半球形肿物多为腱鞘囊肿。月骨脱位后腕背或掌侧肿胀，握拳时可见第三掌骨头向近侧回缩（正常时较突出）。

2. 腕关节检查——动诊（图13）

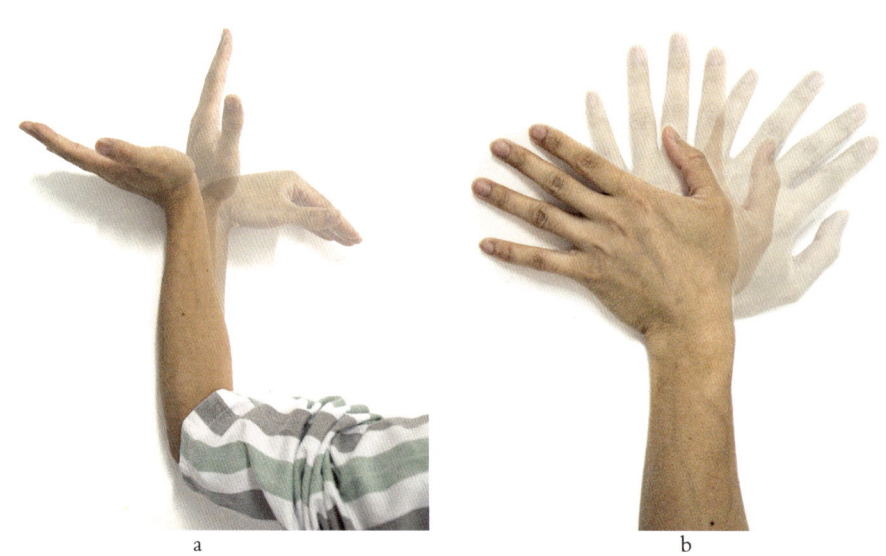

图13 腕关节活动范围

3. 腕关节检查——量诊

桡骨茎突应比尺骨头低1.5cm，其连线与第三掌骨垂直的轴线呈10°~15°角。桡骨纵轴与第一掌骨纵轴应平行，如此可形成正常的桡尺偏。

4. 腕关节检查——叩诊

第三掌骨纵轴叩击痛（桡偏）多提示舟状骨骨折，第四掌骨纵轴叩击痛（尺偏）多提示月状骨骨折，中指轴向叩击痛多提示月状骨坏死。

5. 腕关节检查——特殊检查

握拳尺偏试验（Finkelstein test）：患者拇指握于掌心，使腕关节被动尺偏

（图14），桡骨茎突处疼痛者为阳性，为桡骨茎突狭窄性腱鞘炎典型表现。

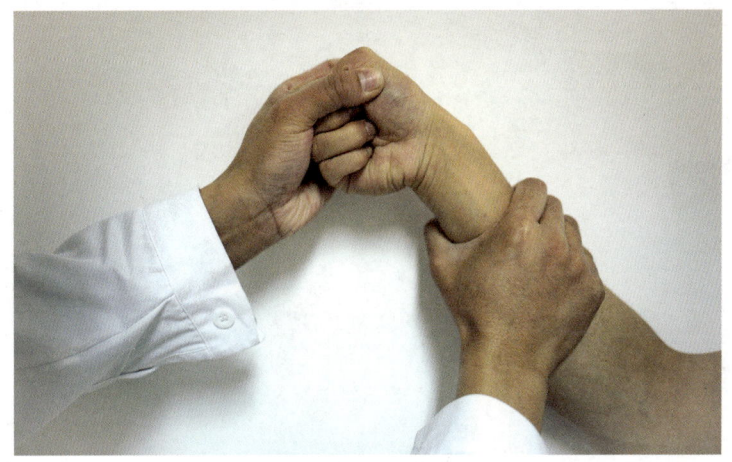

图14　握拳尺偏试验

腕掌屈试验（Phalen test）：让患者屈肘、前臂上举，双腕同时屈曲90°（图15），1分钟内患侧即会诱发出刺激症状，即正中神经支配区域出现麻木或者麻木加剧，为腕管综合征典型表现，阳性率可达70%以上。

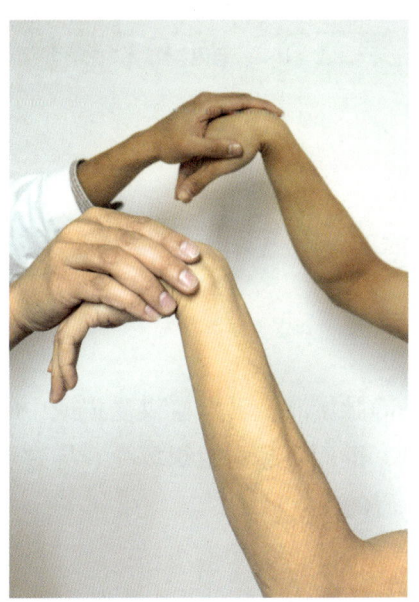

图15　腕掌屈试验

神经干叩击试验（Tinel征）：在腕韧带近侧缘处用手指叩击正中神经部位（图16），拇指、示指、中指有放射痛者为阳性，为腕管综合征表现。

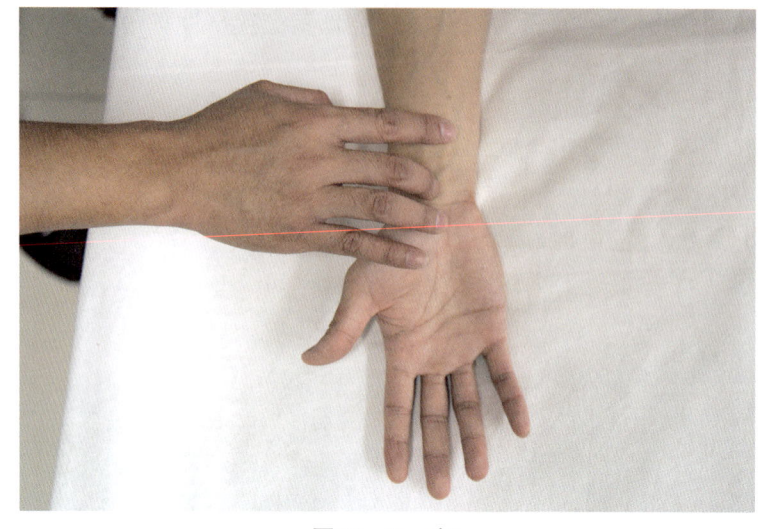

图16 Tinel征

腕关节尺侧挤压试验:腕关节中立位,使之被动向尺侧偏并挤压,下尺桡关节疼痛为阳性。见于腕三角软骨损伤或尺骨茎突骨折。

第五节 髋关节疾病

一、疾病介绍

(一)股骨头坏死

1. 定义

股骨头坏死是股骨头静脉淤滞、动脉血供受损或中断使骨细胞及骨髓成分部分死亡及发生随后的修复,继而引起骨组织坏死,导致股骨头结构改变及塌陷,引起髋关节疼痛及功能障碍的疾病。

2. 症状

腹股沟区、髋部或臀部的钝痛,活动受限、跛行等。

3. 体征

髋关节压痛,活动受限,肢体短缩,跛行。

4. 检查

双髋关节正侧位X线片,髋关节CT平扫+三维重建,核磁共振成像,放射性核素检查,骨组织活检,数字减影血管造影。

5．治疗原则

（1）保守。保护性负重，药物治疗，中医药治疗，物理治疗，制动与牵引。

（2）手术。髓芯减压术，截骨术，带或不带血运的骨移植术。

（3）手术。人工髋关节置换术。

（二）股骨颈骨折

1．定义

是指由股骨头下到股骨颈基底部的骨折。

2．症状

髋部肿胀，疼痛，活动受限。

3．体征

压痛，畸形，反常活动，骨擦感。

4．检查

髋关节正侧位X线片，CT平扫+三维重建，MRI。

5．治疗原则

（1）保守牵引治疗。

（2）手术。闭合复位空心螺钉内固定术。

（3）手术。全髋关节置换或髋关节置换手术。

（三）股骨粗隆间骨折

1．定义

也称为股骨转子间骨折，系指股骨颈基底至小粗隆水平以上部位的骨折。

2．症状

疼痛，肿胀，活动受限。

3．体征

粗隆部肿胀，瘀斑，压痛，叩击痛，畸形，下肢活动受限。

4．检查

髋关节正侧位X线片、CT平扫+三维重建。

5．治疗原则

（1）保守牵引治疗。

（2）手术。骨折闭合复位或切开复位内固定术。

（3）手术。全髋关节置换或髋关节置换手术。

（四）股骨粗隆下骨折

1. 定义

也称为股骨转子下骨折，大多数作者将这一骨折定义为发生在小粗隆上缘至股骨狭窄部之间骨折（小粗隆及其远端5cm之内的骨折）。

2. 症状

股骨上段肿胀，疼痛，活动受限。

3. 体征

股骨上段肿胀，瘀斑，压痛，叩击痛，畸形，下肢活动受限。

4. 检查

股骨正侧位X线片，CT平扫+三维重建。

5. 治疗原则

（1）保守牵引治疗。

（2）手术。骨折闭合复位或切开复位内固定术。

（五）髋关节撞击综合征

1. 定义

也称股骨髋臼撞击综合征（FAI, femoral-acetabular impingement），由Ganz等于1999年和2003年报道并正式提出，是一组以髋关节解剖结构异常导致股骨近端和髋臼边缘间的撞击，损害髋臼的盂唇和相邻的软骨，引起髋关节慢性疼痛，髋关节活动受限特别是屈曲加内旋受限，如果不加以控制，最终发展为髋关节骨性关节炎。

2. 症状

髋关节疼痛，弹响，活动受限。

3. 体征

髋关节撞击阳性，活动度受限，"4"字试验阳性。

4. 检查

髋关节正侧位X线片，CT平扫+三维重建，MRI。

5. 治疗原则

（1）保守。药物治疗+限制关节活动+封闭治疗+物理锻炼。

（2）手术。髋关节镜手术+开放手术。

（六）转子滑囊炎

1. 定义

亦称为大转子滑囊炎，是股骨大转子滑囊无菌性炎症反应和局部的增生肥大。

2．症状

髋部疼痛，活动受限。

3．体征

局部压痛，可触及囊性感。

4．检查

髋部X线片，MRI。

5．治疗原则

（1）保守。药物治疗+制动休息+调整运动方式+局部封闭+物理治疗。

（2）手术滑囊切除术。

（七）骨盆骨折

1．定义

骨盆由两侧的髋骨和其前部耻坐骨支及骶骨组成。骨盆骨折是一种严重外伤，多由直接暴力挤压骨盆所致。多见于交通事故和塌方，战时则为火器伤。骨盆骨折创伤半数以上伴有合并症或多发伤。最严重的是创伤性失血性休克及盆腔脏器合并伤，救治不当有很高的死亡率。

2．症状

髋部疼痛，活动受限。

3．体征

耻骨联合处肿胀、压痛、畸形，骨盆挤压，分离试验阳性。

4．检查

骨盆X线片，CT平扫+三维重建。

5．治疗原则

（1）保守。骨牵引、骨盆悬吊。

（2）手术。外固定支架、内固定手术。

二、资料准备

（一）病史资料

包括主诉症状、发病情况、诊疗情况、用药史、个人和家庭病史等。

（二）查体资料

通过视、触、动、量对髋关节进行专科查体，包括髋关节相关特殊查体，汇

报查体结果。（详见髋关节查体图谱集）

（三）检查资料

检验常规、生化、医学影像、病理及其他特殊项目检查的文字、数据及图像等资料。

三、髋关节查体图谱集

（一）视诊

1. 前侧视诊

患者站立观察是否有大腿前肌群萎缩，并注意髋、膝、踝关节的整体力线（图17）。

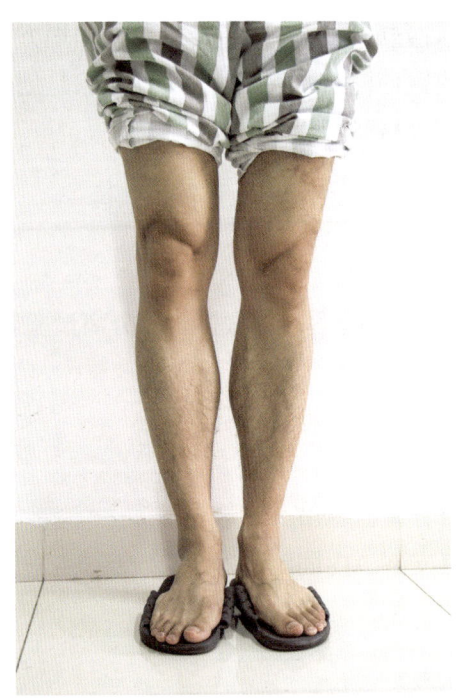

图17　正常的下肢力线情况

2. 后侧视诊

患者站立时，观察患者是否有臀部或大腿后肌群萎缩，并注意是否有骨盆倾斜（图18）。触诊髂嵴、髂后上棘（位于腰窝深处）及大转子，此时可通过单腿站立试验（Trendelenburg征）来检查是否有臀中肌松弛。

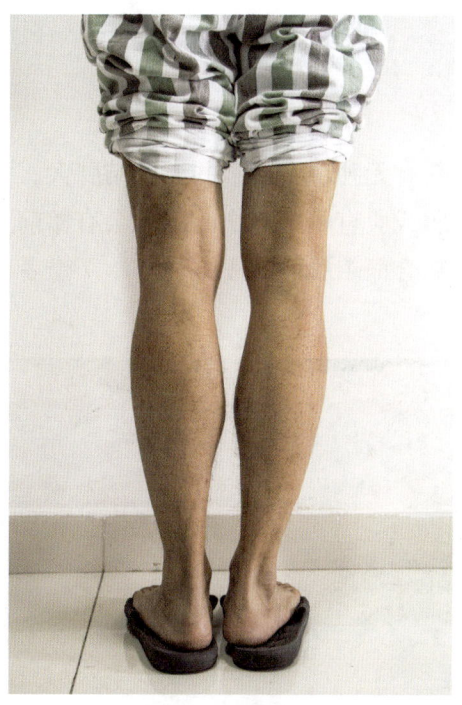

图18 后侧视诊

3. 步态

检查患者步态时，让患者在室内行走并进行观察（图19）。

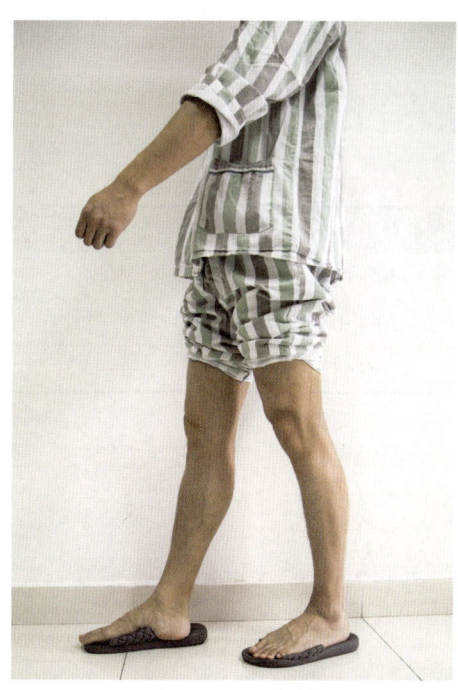

图19 步态情况

（二）触诊

1. 前侧观

患者仰卧，触诊检查有无肿块和异常的淋巴结肿大，大转子区和髂前上棘有无压痛（图20）。缝匠肌或股直肌撕裂伤的患者会有髂前上棘或髂前上棘正下方压痛。感觉异常性股痛综合征（股外侧皮神经卡压）患者会有髂前上棘内侧压痛及大腿外侧感觉减退。

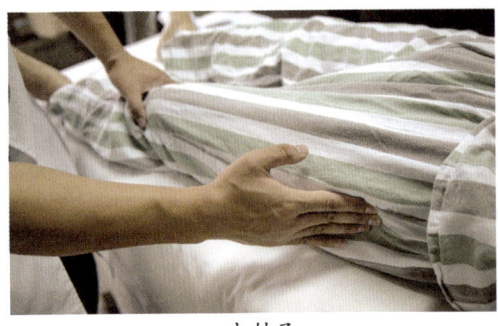
a. 大转子

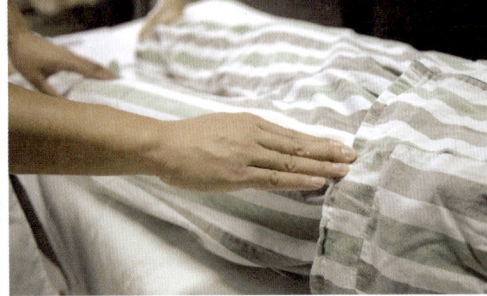
b. 髂前上棘

图20 触诊

2. 外侧观

为便于检查，应使患者取健侧卧位。大转子区域的结构可以在仰卧位检查，但在健侧卧位检查更容易。大转子正上方压痛提示大转子滑囊炎。大转子近端、顶端压痛提示臀中肌肌腱炎。大转子后缘压痛提示外旋肌肌腱炎。

（三）活动度（表4、图21）

表4 正常髋关节活动范围

动作	角度	动作	角度
前屈	130°~140°	内收	20°~30°
后伸	10°~30°	外展	30°~45°
旋转	30°~45°	—	—

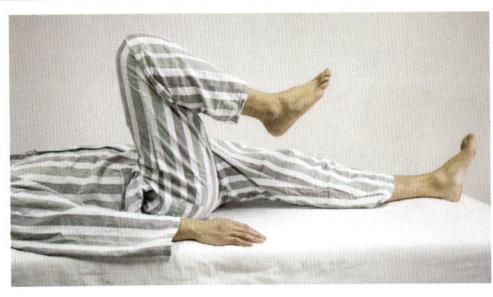
a

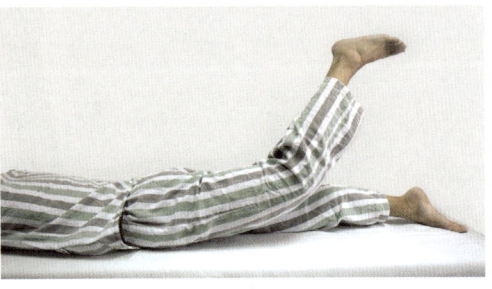
b

图21 髋关节活动图示

(四)特殊查体

1. "4"字试验(Fabere征、Patrick征)

患者仰卧,患肢屈髋、屈膝,并外展外旋,外踝置于对侧大腿上,两腿相交成"4"字,检查者一手固定骨盆,一手于膝内侧向下压(图22),诱发骶髂关节疼痛为阳性,提示骶髂关节劳损、类风湿关节炎、结核、致密性骨炎。

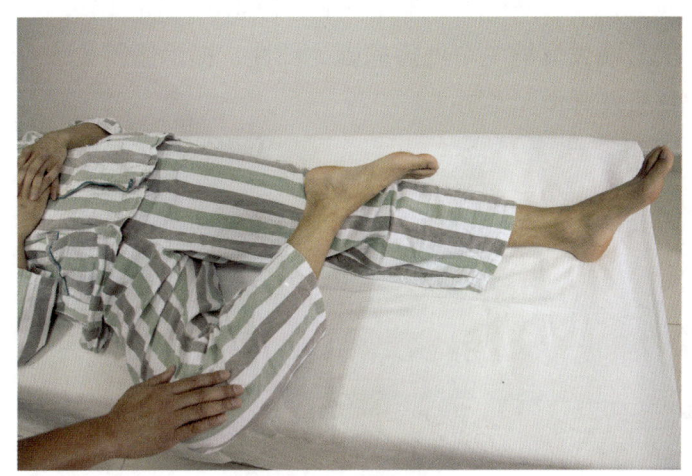

图22 "4"字试验

2. 髋关节屈曲挛缩试验(Thomas征)

患者仰卧,将健侧髋、膝关节尽量屈曲,大腿贴近腹壁,使腰部接触床面,以消除腰前凸增加的代偿作用;再让其伸直患侧下肢(图23)。若患肢随之跷起而不能伸直平放于床面,即为阳性,说明该髋关节有屈曲挛缩畸形,并记录其屈曲畸形角度。

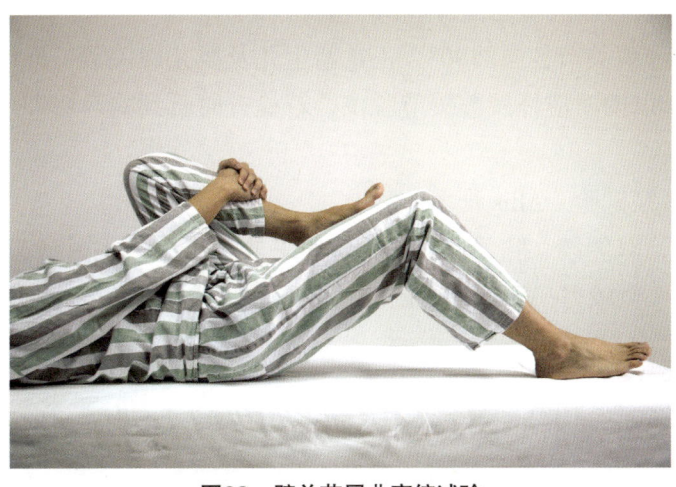

图23 髋关节屈曲挛缩试验

3. 床边试验（Gaenslen征）

患者仰卧位，患侧靠床边使臀部能稍突出，大腿能垂下为宜。对侧下肢屈髋、屈膝，双手抱于膝前。检查者一手扶住髂嵴，固定骨盆，另一手将垂于床旁的大腿向地面方向加压，诱发骶髂关节处疼痛则为阳性，提示骶髂关节劳损、类风湿关节炎、结核、致密性骨炎。

4. 伸髋试验（Yeoman test）

患者俯卧位，屈膝至90°，检查者一手压住患侧骶髂关节，一手向上提起患侧小腿（图24），诱发骶髂关节处疼痛则为阳性，提示骶髂关节劳损、类风湿关节炎、结核、致密性骨炎。

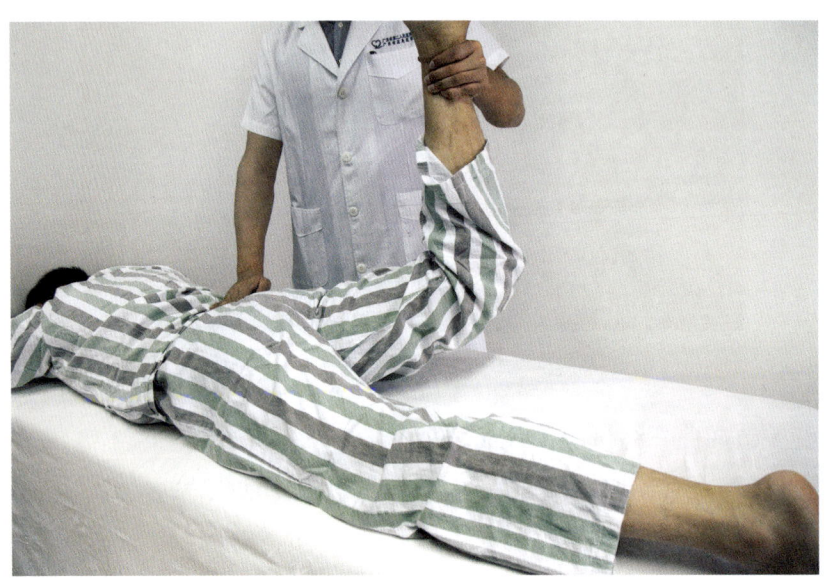

图24　伸髋试验

5. 蛙式试验（髋关节屈曲外展试验）

双髋关节和膝关节各屈曲90°，正常新生儿及婴儿髋关节可外展80°左右。若外展受限在70°以内时应怀疑髋关节脱位，若检查时听到响声后即可外展90°表示脱位已复位。

6. 下肢短缩试验（Allis征）

患者仰卧，双侧髋、膝关节屈曲，足跟平放于床面上（图25），正常两侧膝顶点等高，若一侧较另一侧低即为阳性，表明股骨或胫腓骨短缩或髋关节脱位。

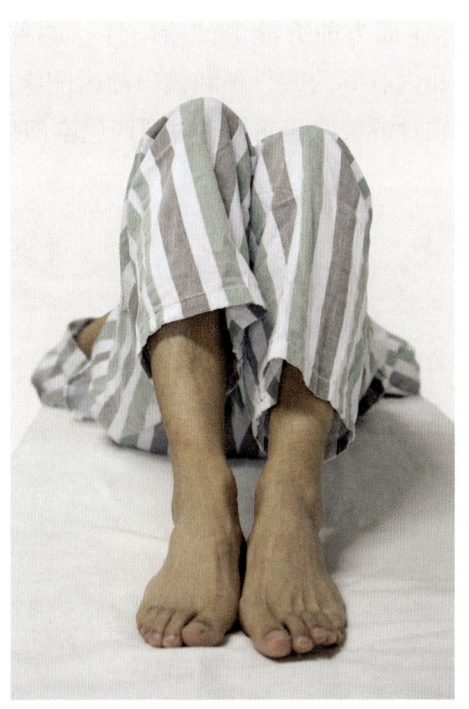

图25 Allis征

7. 望远镜试验（套叠征、Dupuytren征）

患者仰卧，检查者一手握膝，一手固定骨盆，上下推动股骨干，若觉察有抽动和弹响即为阳性，提示小儿先天性髋关节脱位。

8. 弹进弹出试验（Ortolani and Barlow test）

Ortolani试验：将患儿两膝和两髋屈至90°，检查者将拇指放在患儿大腿内侧，示指、中指则放在大转子处，将大腿逐渐外展、外旋。如有脱位，可感到股骨头嵌于髋臼缘而产生轻微的外展阻力。然后，以示指、中指往上抬起大转子，拇指可感到股骨头滑入髋臼内时的弹动，即为Ortolani试验阳性。

Barlow试验与Ortolani试验操作相反，检查者使患儿大腿被动内收、内旋，并将拇指向外上方推压股骨大转子，可再次感到一次弹动。提示先天性髋关节脱位、不稳定髋。

9. 单腿站立试验（Trendelenburg征）

先让患者健侧下肢单腿独立，患侧腿抬起，患侧臀皱襞（骨盆）上升为阴性。再让患侧下肢单腿独立，健侧腿抬高，则可见健侧臀皱襞（骨盆）下降，为阳性征。表明持重侧的髋关节不稳或臀中肌、臀小肌无力。任何使臀中肌无力的疾病均可出现阳性征。

10. 髋关节撞击试验

前方撞击试验（图26）：患者仰卧位，当髋关节被动屈曲接近90°并内收、内旋时产生剧烈疼痛即为前方撞击试验阳性，亦称屈曲-内收-内旋试验（FADIR），由于屈曲和内收导致股骨颈和髋臼前内侧缘接近，额外的内旋在盂唇上产生剪切力，当有软骨或关节盂唇损害时便产生剧烈疼痛。

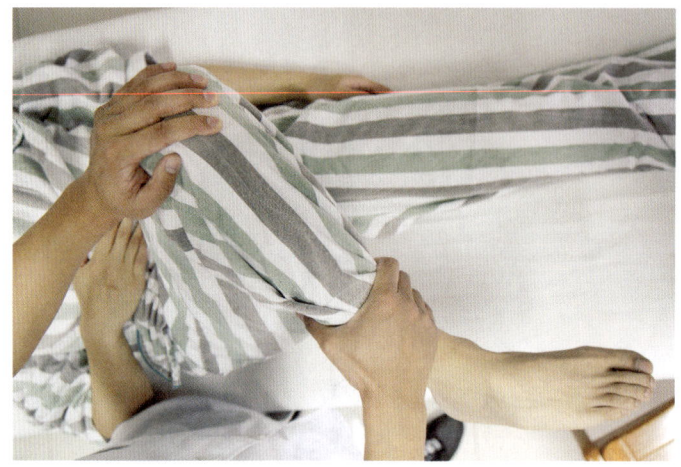

图26　前方撞击试验

后方撞击试验（图27）：患者仰卧位，患肢从床沿自由垂下，尽量后伸并外旋髋关节，产生疼痛为后方撞击试验阳性。由于髋关节后伸而使股骨颈与髋臼后外侧缘接近，再加上外旋的剪切力，便会导致损伤的软骨或盂唇产生疼痛。

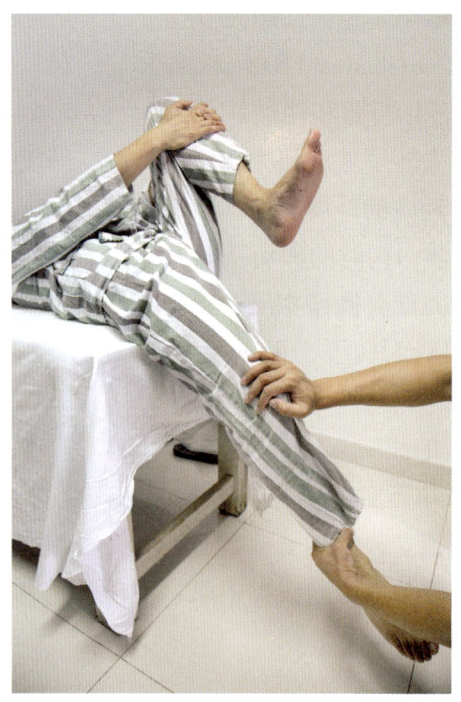

图27　后方撞击试验

11. 髂胫束试验（Ober test）

患者健侧卧位，健侧屈髋、屈膝，检查者一手固定骨盆，一手握踝，屈患髋、患膝达90°后，外展大腿并伸直患膝（图28），大腿不能自然下落，并可于大腿外侧触及条索样物；或患侧主动内收，足尖不能触及床面，为阳性，提示髂胫束挛缩。

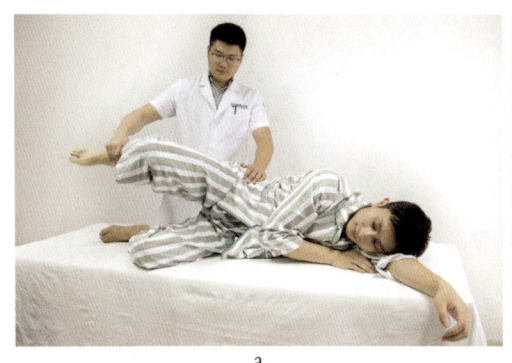
a
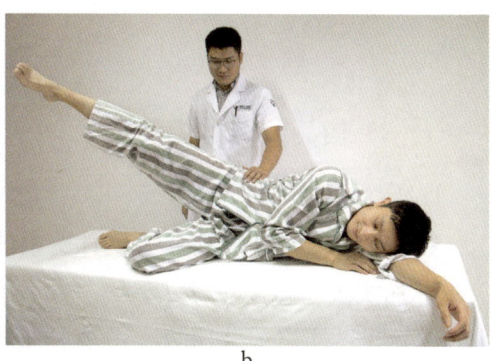
b

图28　髂胫束试验

12. 恐惧试验（apprehension test）

患者仰卧位，伸髋关节，患肢外展并外旋，产生不适或不稳定的感觉，说明股骨头前方缺乏髋臼的覆盖，用来检查髋关节的前方不稳定。

13. 自行车试验（bicycle test）

患者侧卧位，患侧在上，然后让患者做蹬自行车的动作（图29），检查者在大粗隆后外缘触诊，如出现大粗隆处疼痛提示外展肌无力，压痛最常见的部位位于臀中肌的后缘。

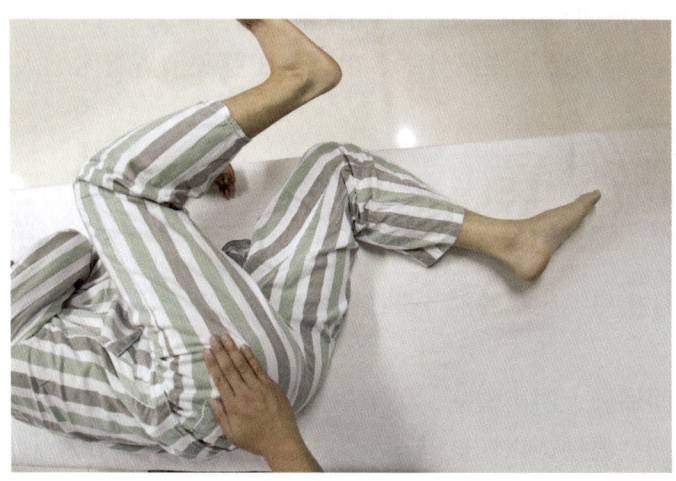

图29　自行车试验

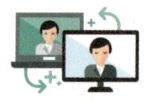

第六节 膝关节疾病

一、疾病介绍

(一)膝关节骨性关节炎

1. 定义

多种致病因素所致膝关节软骨受累的慢性退行性疾病。

2. 症状

膝关节疼痛、关节僵直、关节肿胀和活动受限。累及髌股关节时表现为上下楼梯时疼痛,下蹲或站起时疼痛。

3. 体征

关节肿大、触痛,活动时有关节摩擦感,关节畸形和关节功能障碍。

4. 检查

膝关节正侧位X线片,双下肢全长X线片,双侧膝关节应力位X线片。

5. 治疗原则

(1)保守。对早期、进展期采用物理治疗、药物治疗。物理治疗:股四头肌功能锻炼;药物治疗:非甾体抗炎药、软骨保护剂、透明质酸、长效糖皮质激素等。

(2)手术。早期和进展期也可采用关节镜清理修复治疗。

(3)手术。膝关节周围截骨术、单髁人工膝关节置管术、人工全膝关节置换术。

(二)膝关节类风湿性关节炎

1. 定义

慢性全身性疾患类风湿性关节炎在膝关节的表现。

2. 症状

膝关节晨间僵硬,肌肉酸痛,关节肿痛,活动受限,关节僵硬、畸形;全身游走性关节肿痛、僵硬,以四肢远端小关节开始。关节外表现:血管炎、类风湿结节、淋巴结肿大、并可能累及心、肺、肾、眼、神经系统等。

3．体征

关节肿大、触痛，关节畸形和关节功能障碍。

4．检查

膝关节正侧位X线片，双下肢全长X线片，血常规，血生化，类风湿因子、抗中性粒细胞胞浆抗体、抗环瓜氨酸肽抗体等免疫学指标。

5．治疗原则

（1）一般治疗。规律生活，避免劳累，促进关节活动。

（2）药物治疗。早期治疗，联合用药，包括非甾体类解热镇痛药，缓解病情抗风湿药，糖皮质激素、中成药、生物制剂。

（3）手术。滑膜切除术，全膝关节置换术。

（三）色素沉着绒毛结节性滑膜炎

1．定义

膝关节慢性滑膜炎和反复出血所致滑膜深层增厚形成绒毛状，色素沉着、形成结节。

2．症状

膝关节肿胀，轻度疼痛。

3．体征

膝关节弥漫性肿大，触及滑膜可呈海绵样感觉，可有波动感，积液多时浮髌征（+）。

4．检查

膝关节正侧位X线片，膝关节MRI，关节液穿刺抽出血性或咖啡色液体。

5．治疗原则

（1）手术。关节滑膜切除术，根据病变可选择关节镜手术或开放手术。

（2）放射治疗。

二、资料准备

（一）病史资料

包括主诉症状、发病情况、诊疗情况、用药史、个人和家庭病史等。

（二）查体资料

通过视、触、动、量对膝关节进行专科查体，包括膝关节相关特殊查体，汇

报查体结果。（详见膝关节查体图谱集）

（三）检查资料

检验常规、生化、医学影像、病理及其他特殊项目检查的文字、数据及图像等资料。

三、膝关节查体图谱集

（一）视诊

观察膝关节局部是否存在肌萎缩，肿胀及畸形（图30）。

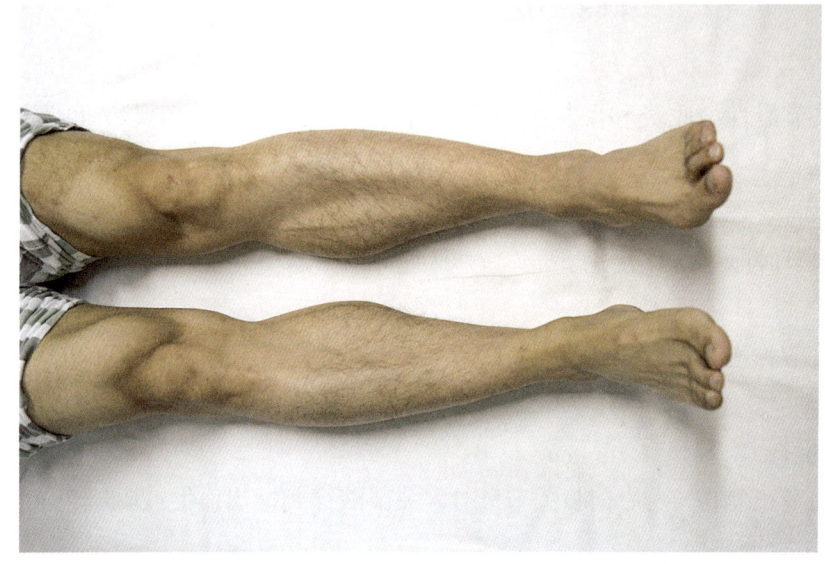

图30　正常的膝关节

（二）触诊

分别于膝关节感受皮温、肌腱张力、关节是否肿胀，检查有无压痛，尤其是关节线部位（图31至图33）。

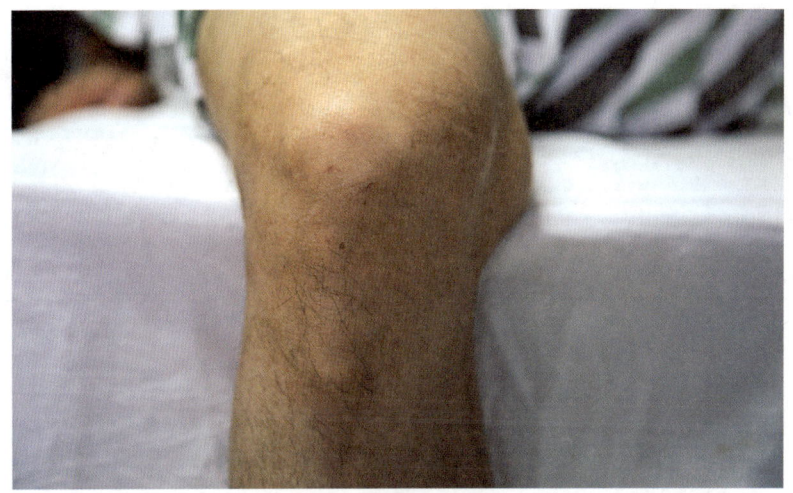

图31 膝关节前侧面

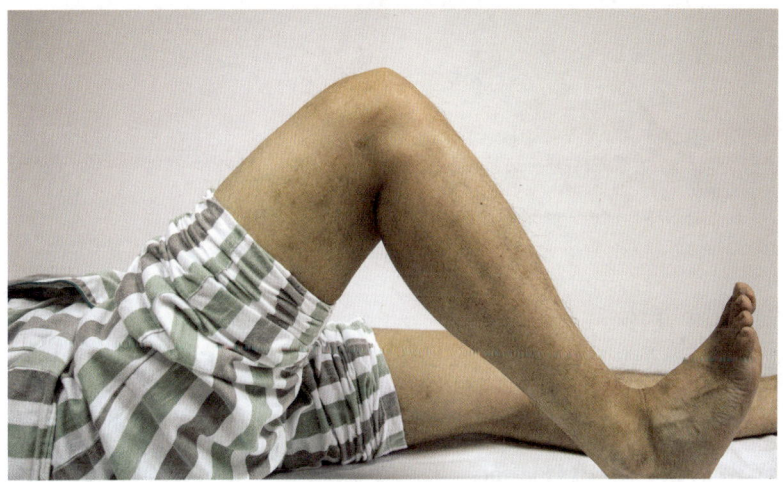

图32 膝关节外侧面

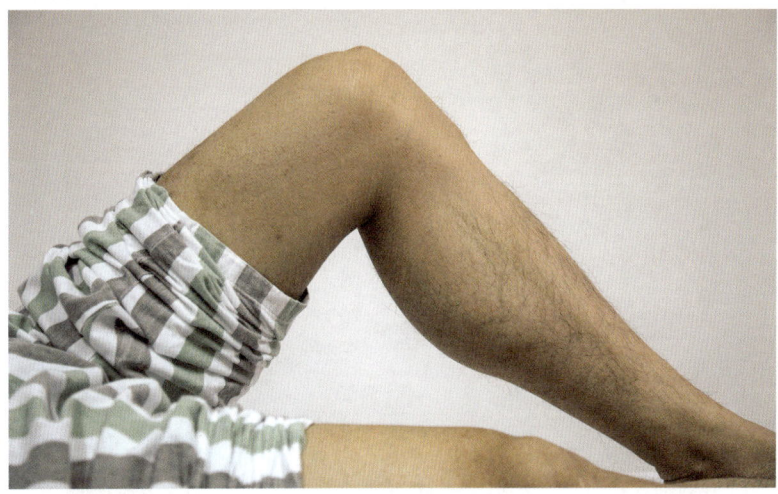

图33 膝关节内侧面

（三）活动度（表5、图34）

表5　正常膝关节活动范围

动作	角度	动作	角度
屈曲	120°~150°	伸直	0°~10°
内旋	10°~35°	外旋	20°~45°

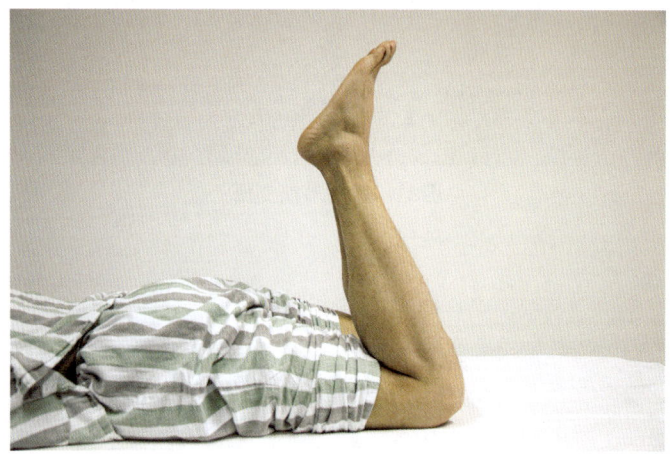

图34　屈伸活动度

（四）特殊查体

1. 浮髌试验

患者平卧位，下肢伸直放松，医师一手虎口卡于患膝髌骨上极，加压压迫髌上囊，使关节液集中于髌骨底面，另一手示指、中指垂直按压髌骨并迅速抬起（图35），按压时髌骨与关节面有碰触感，松手时髌骨浮起，即为阳性。

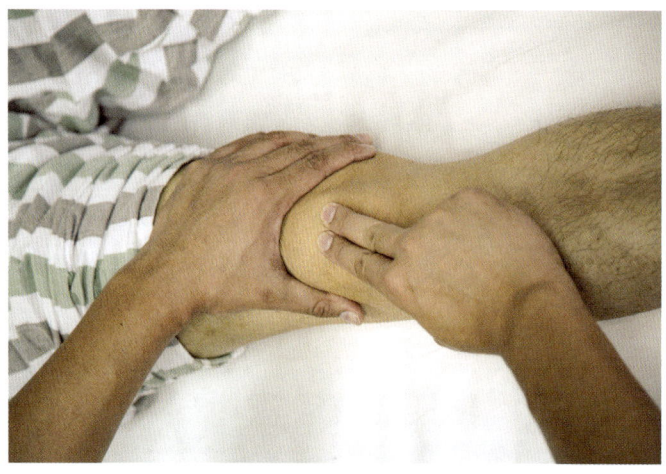

图35　浮髌试验

2. 侧方应力试验

患者平卧位，在膝关节完全伸直位与屈曲30°位做被动膝内翻与膝外翻动作（图36），并与对侧比较，若出现疼痛或内外翻角度超过正常范围并有弹跳感时，提示有侧副韧带损伤。

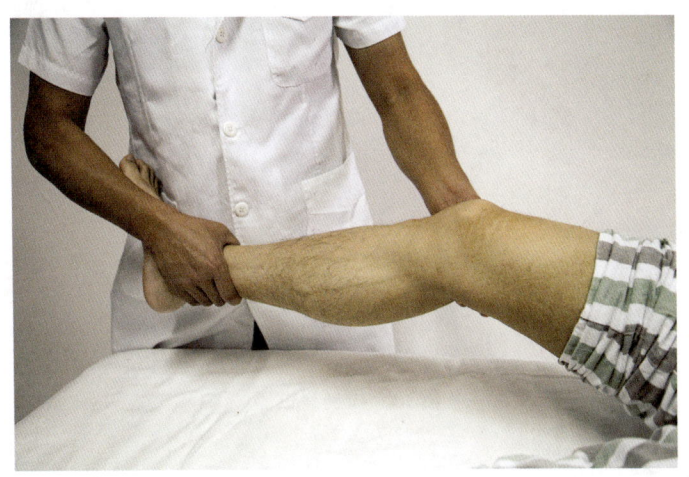

图36　侧方应力试验

3. 抽屉试验

膝关节屈曲90°，固定患者足部，用双手握住胫骨上段做拉前和退后动作（图37），注意胫骨结节前后移动的幅度，需两侧对比，判断十字韧带是否发生损伤。

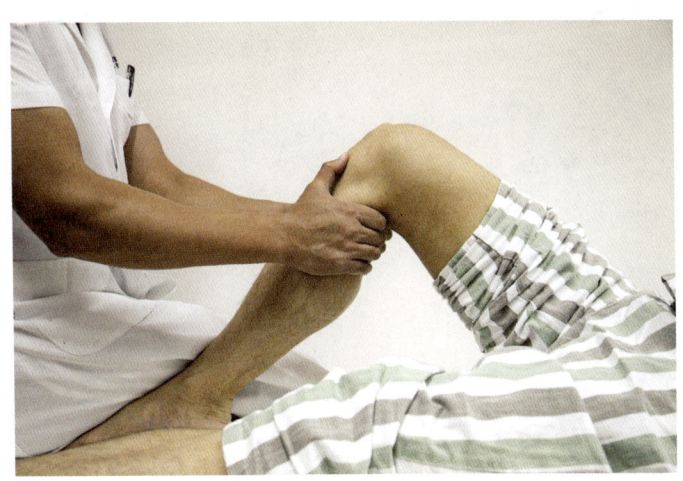

图37　抽屉试验

4. 拉赫曼试验（Lachman test）

患者屈膝20°~30°，检查者一手握住股骨远端，另一手握住胫骨近端（图

38），对胫骨近端施加向前的应力，可感觉到胫骨向前移动，判定终点的软硬度，与对侧进行比较，阳性提示前交叉韧带损伤。

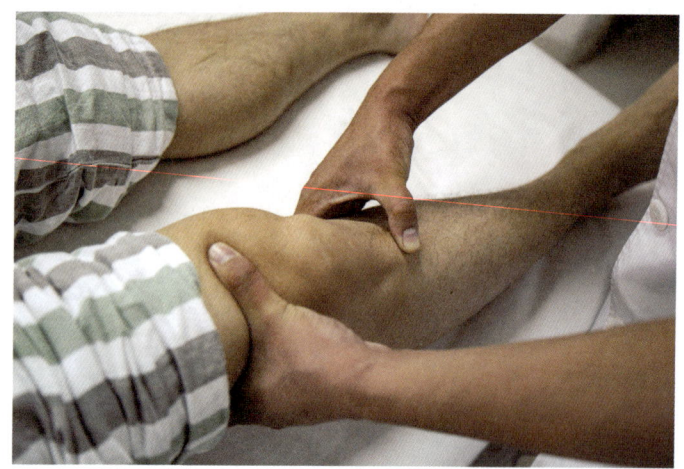

图38 拉赫曼试验

5. 轴移试验

患者侧卧，检查者一手握住足踝部，另一手在膝外侧并对腓骨头向前施力，使患者充分伸膝，内旋外翻胫骨（图39），然后缓慢屈曲膝关节，至屈曲20°~30°时突然出现错动与弹跳，为阳性，提示前外侧旋转不稳定。

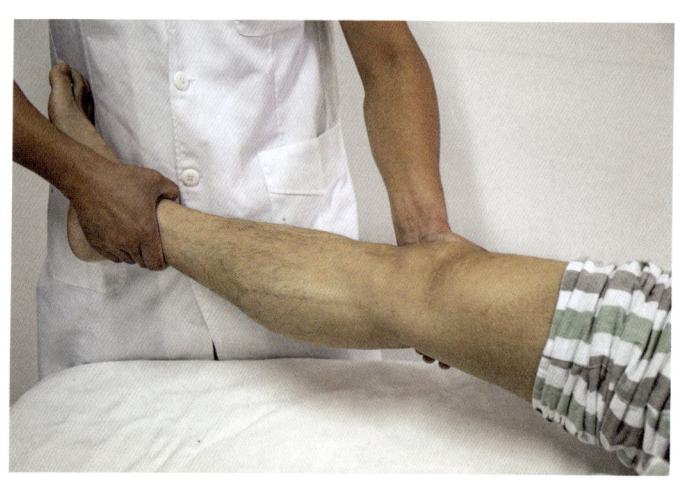

图39 轴移试验

6. 回旋挤压试验（McMurray test）

患者仰卧位，屈曲患膝，检查者一手放在关节间隙触诊，另一手握住足跟后，在对膝关节联合施加外旋和外翻应力的同时，逐渐伸直膝关节（图40），出现疼痛提示外侧半月板撕裂，同理检查内侧半月板。

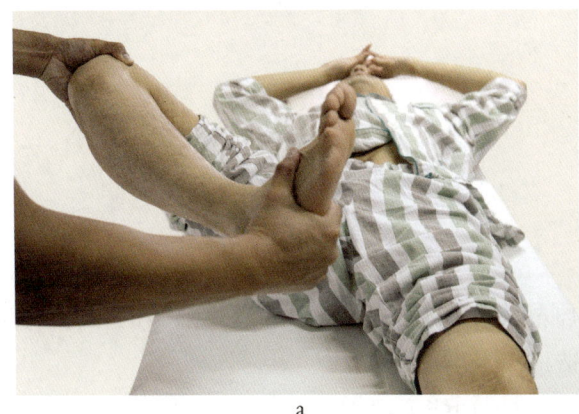
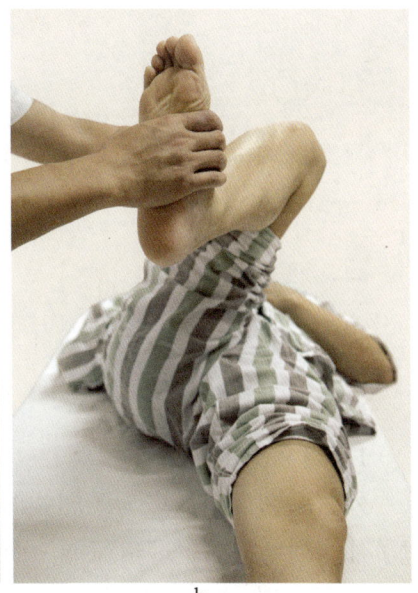

　　　　　　a　　　　　　　　　　　　　　b

图40　回旋挤压试验

7. 研磨试验（Apley test）

患者俯卧位，膝关节屈曲90°，检查者将小腿用力下压，并作内旋和外旋运动（图41），使股骨与胫骨关节面之间发生摩擦，若外旋产生疼痛提示内侧半月板损伤，此后将小腿上提，并作内旋和外旋运动，如外旋时产生疼痛，提示为内侧副韧带损伤。

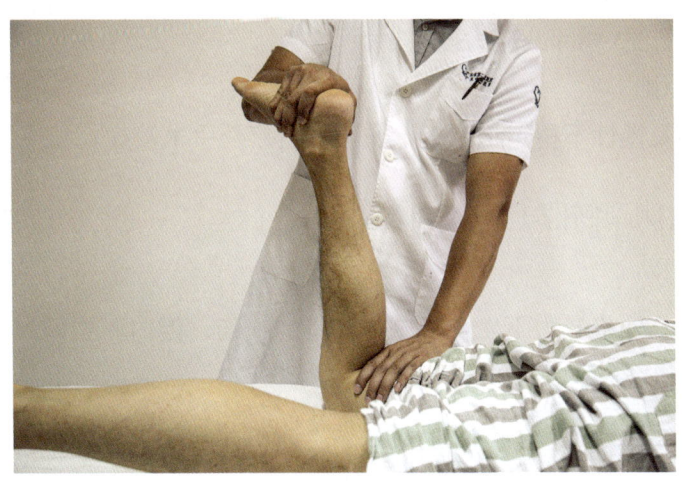

图41　研磨试验

8. 骨擦感

关节软骨磨损后，股骨与胫骨关节面相互摩擦撞击，可产生骨擦音或骨擦感。

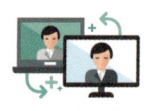

第七节 踝关节疾病

一、疾病介绍

(一) 外侧副韧带损伤

1. 定义

外侧副韧带损伤多为跖屈位时剧烈内翻，使外侧副韧带收到强烈的拉伸，超过了外侧副韧带的生理负荷能力而造成。其分类为：

(1) 韧带拉伤，无撕裂，关节稳定，功能无损害。

(2) 跟腓韧带或距腓前韧带损伤，中度疼痛、肿胀，关节不稳。

(3) 跟腓韧带和距腓前韧带同时损伤，疼痛、肿胀，关节不稳。

2. 症状

疼痛，行走痛重，无力，不稳，恐惧感。

3. 体征

踝关节肿胀乃至瘀血，以外侧为主，抽屉试验、内翻应力试验可阳性。

4. 检查

MRI，正侧位X线片，应力位X线片。

5. 治疗原则

急性损伤及慢性不稳定均包括了非手术治疗及手术治疗。

(二) 内侧副韧带（三角韧带）损伤

1. 定义

多在外翻、外旋暴力下发生内侧副韧带的损伤，但内侧副韧带较外侧副韧带坚韧，断裂的机会较少发生。

2. 症状

疼痛，行走痛重，无力，不稳，恐惧感。

3. 体征

踝关节肿胀乃至瘀血，以内侧为主，抽屉试验、外翻应力试验可阳性。

4. 检查

MRI，正侧位X线片，应力位X线片。

5. 治疗原则

急性损伤及慢性不稳定均包括了非手术治疗及手术治疗。

(三) 下胫腓联合韧带

1. 定义

下胫腓联合韧带损伤通常是踝关节外旋和过度背屈造成。外旋损伤通常发生于踝关节旋前或旋后位。胫腓联合韧带损伤可以单发或者合并骨折。

2. 症状

踝部疼痛、肿胀乃至瘀血畸形，不敢行走等。

3. 体征

踝关节及踝上肿胀、不稳，行走障碍，应力试验包括外旋、挤压、背伸试验等可阳性。

4. 检查

踝关节前后位、踝穴位、外翻应力位X线片，旋前-外旋应力正位X线片、MRI。

5. 治疗原则

大部分单发胫腓联合韧带损伤可以通过保守治疗获得治愈。急救处理：休息、冰敷、加压包扎、抬高患肢。康复练习：肌力练习、平衡练习、功能性运动。移位明显及不稳等则需手术治疗。

二、资料准备

(一) 病史资料

包括主诉症状、发病情况、诊疗情况、用药史、个人和家庭病史。

(二) 查体资料

通过视、触、动、量对踝关节进行专科查体，包括踝关节的相关特殊查体（详见踝关节查体图谱集）。

(三) 检查资料

根据基层医院的条件及设备准备检验常规、生化、医学影像（肌骨超声、X线片、CT、MRI等）等文字报告、数据及图像等资料。

三、踝关节查体图谱集

（一）视诊（图42）

观察踝关节局部是否存在肿胀、皮下瘀斑或畸形等。

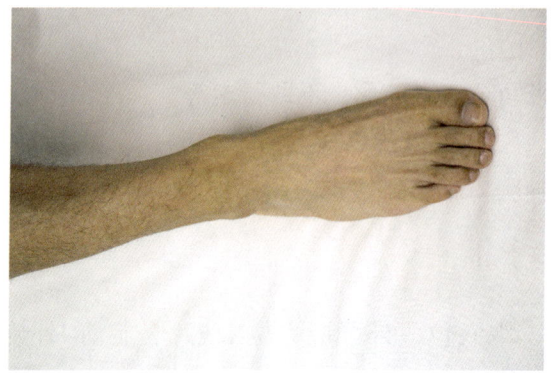

a. 踝关节正位

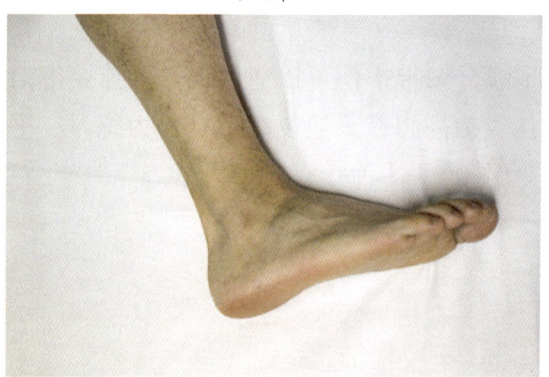

b. 踝关节侧位（外）

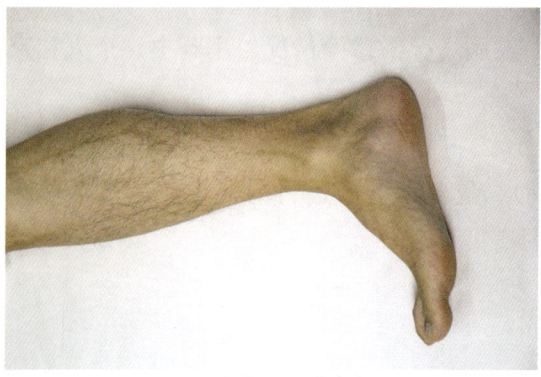

c. 踝关节侧位（内）

图42　踝关节体表

(二)触诊(图43)

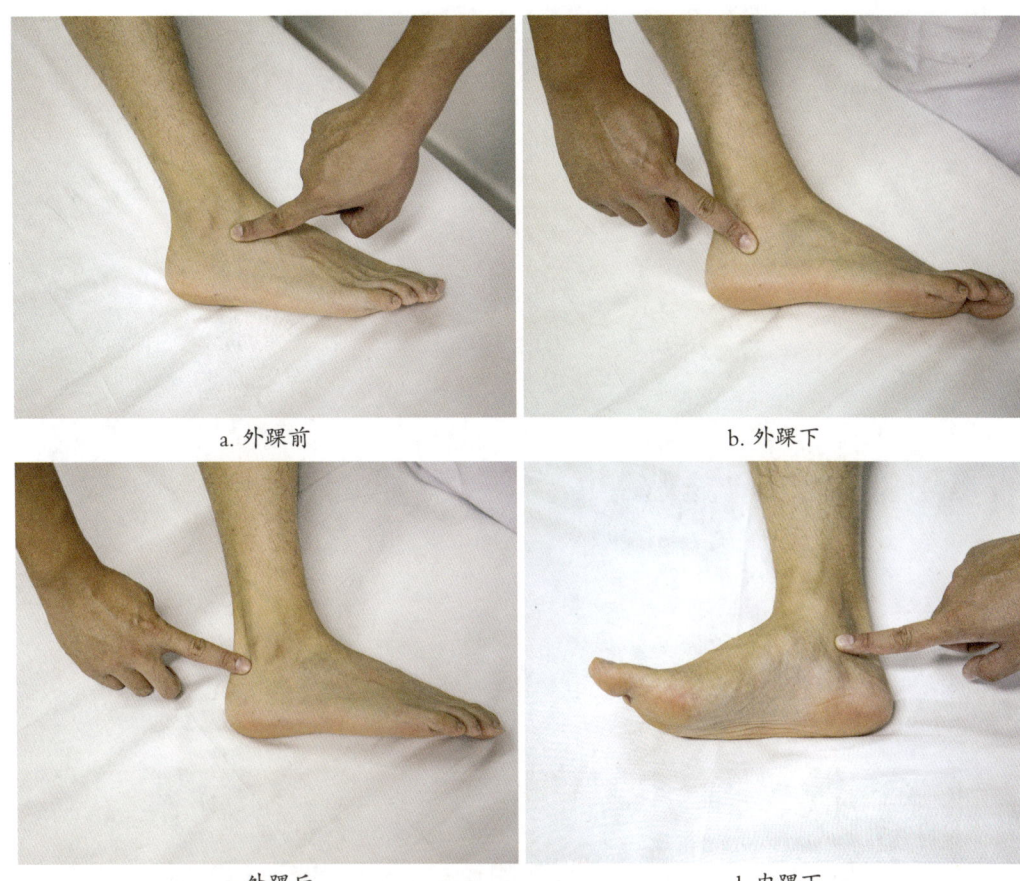

a. 外踝前　　　　　　　　　　b. 外踝下

c. 外踝后　　　　　　　　　　d. 内踝下

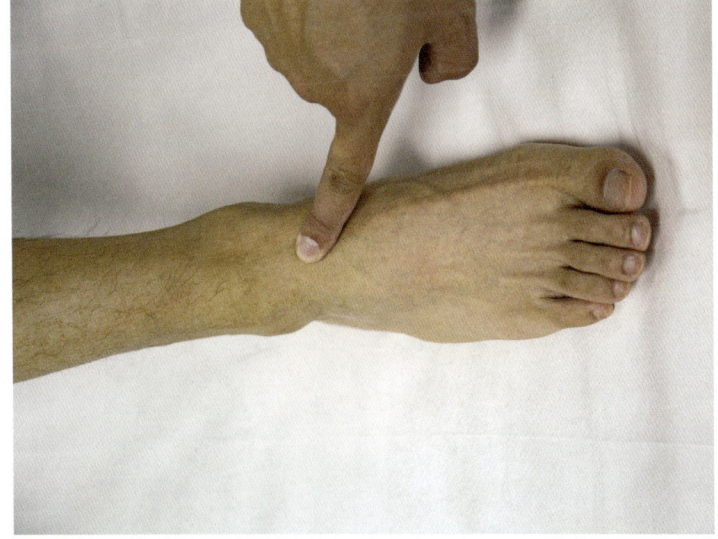

e. 踝前

图43　踝关节定位

（三）活动度（图44）

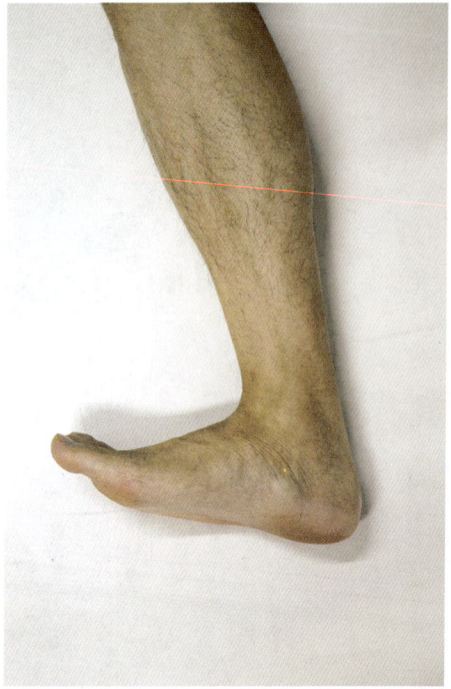

a. 示范踝关节背伸活动查体

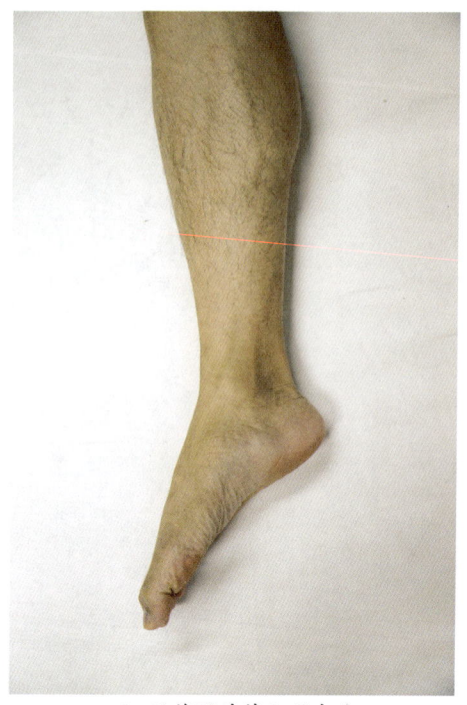

b. 示范踝关节跖屈查体

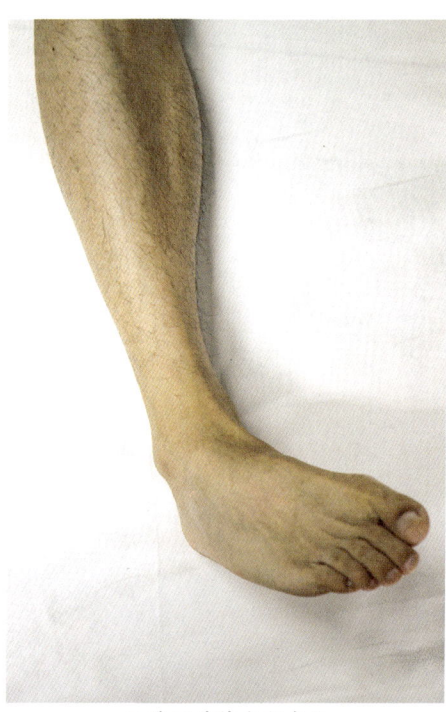

c. 示范踝关节内翻查体

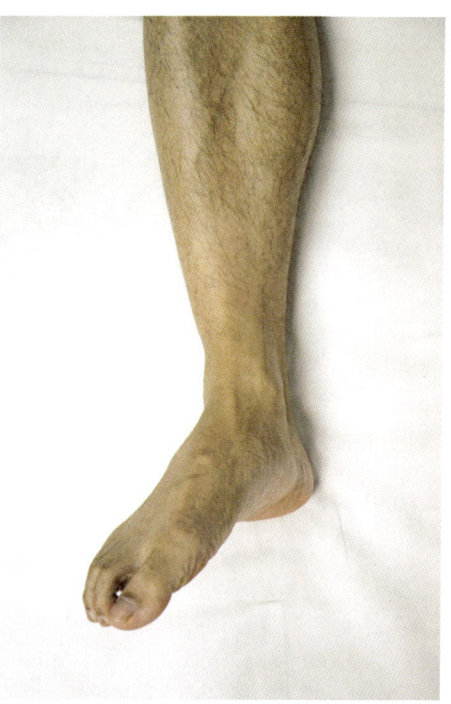

d. 示范踝关节外翻查体

图44　踝关节各方向动作示范

（四）特殊检查（图45）

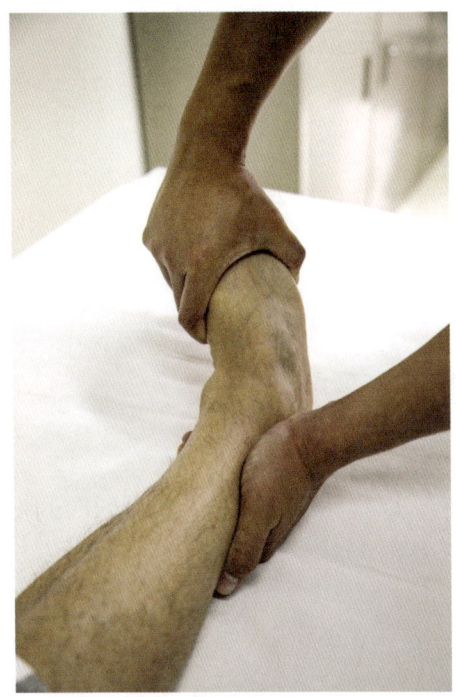

a. 踝关节内翻试验

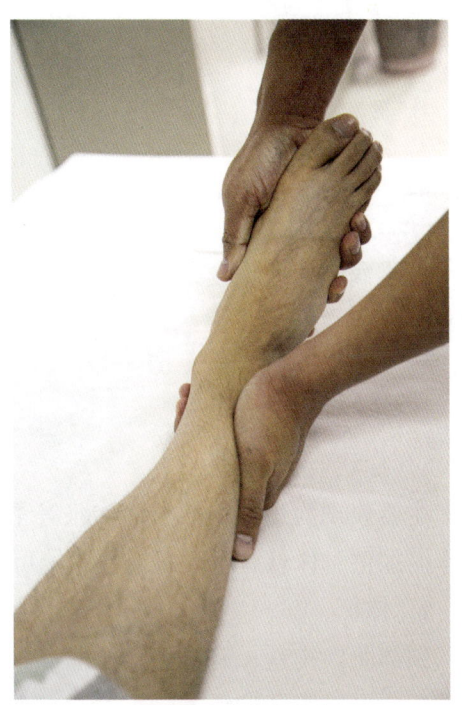

b. 踝关节外翻试验

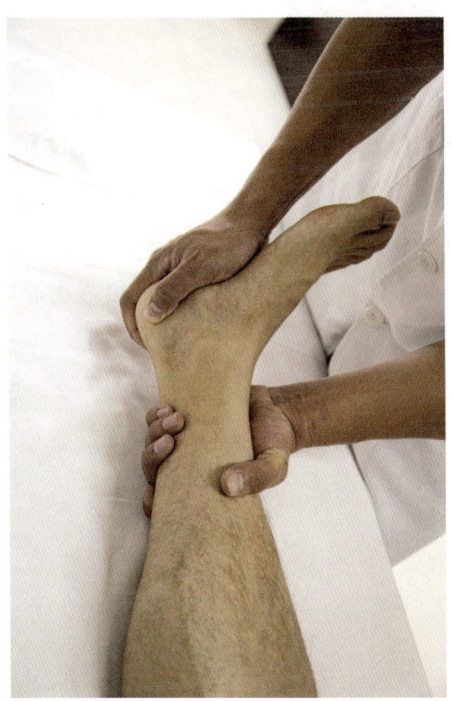

c. 踝关节抽屉试验

图45　踝关节特殊检查

第八节 颈椎疾病

一、常见分型

颈椎病临床表现复杂，症状呈多元化，目前临床上主要依据症状学和病理学对其进行分类。

（一）颈型颈椎病

1. 症状

主要表现为颈部的酸、痛、胀等不适感，以青壮年为多见，常因长时间低头工作而加重，休息后可缓解或自愈，可反复发作。

2. 体征

颈部肌肉拘紧，有压痛，压痛点常在肌肉，或关节突，或项韧带等。颈部的活动范围多无明显障碍。

（二）神经根型颈椎病

1. 症状

主要表现为颈神经根性疼痛，伴有颈神经根分布区域（上肢）的感觉异常，如麻木、痛觉过敏等。患者开始发病多为颈肩疼痛，然后在短期内出现加重，并向一侧上肢或双上肢放射传导，放射疼痛范围根据受压的部位的不同而表现在相应的支配区域。多发于30岁以上人群，常因劳累和感寒加重或复发。

2. 体征

颈神经根支配区皮肤感觉减弱或过敏，肌力下降，肌肉萎缩，颈部活动受限，棘突及肩胛内上角压痛，臂丛神经牵拉试验阳性，椎间孔挤压试验和压颈试验阳性。

（三）脊髓型颈椎病

1. 症状

（1）锥体束症状。因锥体束的直接受压或血供减少所引起。表现为肢体麻痹，拘紧，手足笨拙无力，上肢不能做精细动作，握力差，下肢乏力，步态不稳，易跌倒，走路有踩棉花感，胸腹部的束带感等。轻者影响生活，重者造成瘫瘫。按受压的部位不同及受压的程度不同，其临床表现极为复杂，主要包括几种类型。

①中央型（上肢为主型）：主要由于脊髓深部（近中央管处）先被累及，上述锥体束症状先从上肢开始，以后波及下肢。上肢的表现如上举无力，力量减弱，手中持物突然失落，并有肌肉的萎缩，肱二头肌腱、肱三头肌腱反射亢进或消失，或有Hoffmann征阳性。一侧受压则表现一侧症状，双侧受压则双侧出现症状。

②周围型（下肢为主型）：压力作用于脊髓表面，症状从下肢先出现，当压力持续增加波及深部时，则延及上肢，但其程度以下肢为重。常表现为双侧或一侧下肢力量减弱或僵硬，行走笨拙，或步态不稳，有踩棉花感，易跌倒。查体可见双下肢肌张力增高，肌力下降，膝反射和跟腱反射亢进，甚至有髌阵挛、踝阵挛等。

③前中央血管型（四肢型）：上下肢同时发病，主要是由于脊髓前中央动脉受压所致。

上述症状可分轻、中、重三度。轻度：症状出现轻微，尚能坚持工作。中度：已失去工作能力，但个人生活仍可自理。重度：已卧床休息，不能下地行走，失去生活自理能力。

（2）自主神经症状。

①以胃肠、心血管为多见，如胃脘绞痛、肠鸣、心悸、心跳、肢体发凉、发绀、皮温降低，及指端发红、烧灼、肿胀、阵发性心动过速、血压时高时低等。

②神经营养及汗腺功能障碍：皮肤发绀、干燥变薄、多汗或少汗、指甲干燥无光泽。

③眼部症状：眼球胀痛、怕光、流泪、视物模糊、视力减退、眼前冒金星、眼睛干涩等。

④耳鼻部症状：耳鸣、听力减弱等。

⑤头面部症状：头痛、偏头痛、头晕、面部发热、充血、麻木等。

⑥其他症状：失眠、多梦、心情烦躁、易于冲动等。

（3）排便、排尿功能障碍及性功能障碍。尿急、尿频、排空不良、便秘，渐至尿潴留或大便失禁，这是脊髓型颈椎病的后期表现。

2. 体征

（1）生理反射异常。上肢的肱二头肌、肱三头肌和桡骨膜反射，下肢的膝反射和跟腱反射，早期为亢进性活跃，后期则减弱或消失。腹壁反射、提睾反射和肛门反射都减弱或消失。

（2）病理反射出现Hoffmann征、Babinski征、Gordon征等阳性，亦可出现踝

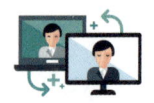

阵挛、髌阵挛等。

（3）伸颈试验阳性。头颈后伸时出现上下肢麻痹加重，患者怕伸颈，如颈部突然后伸，双上肢或双下肢可能有"触电"样感觉。

（4）感觉障碍。病变节段支配区域以下的皮肤感觉异常，如痛觉、温觉、触觉减弱等。

（四）椎动脉型颈椎病

1. 症状

主要表现为眩晕，其他症状如偏头痛、耳鸣、听力下降、记忆力减退、近事健忘、失眠、多梦，以及发音障碍等。严重者可出现突然猝倒，并有短暂的意识障碍，但很快恢复神志。同时也可能伴有颈型颈椎病的一般症状，如颈痛、后枕部疼痛，以及颈部活动障碍等。

2. 体征

旋颈试验呈阳性，即头颅旋转可引起眩晕，这是本病重要特点。

（五）交感型颈椎病

颈部的交感神经节发出的节后纤维随颈部神经及血管分布，其分布范围可至头部、咽部、心脏、眼眶、瞳孔、内耳等处，颈部神经根、后纵韧带、小关节和椎动脉、硬膜等组织病变可反射性地刺激交感神经而出现一系列临床征象，称为交感神经型颈椎病。其症状繁多，影响广泛，颈部交感神经分布的区域均可受累，因而可出现疼痛、感觉异常、血管运动、腺体的分泌和营养障碍，而且界限模糊，定位不清，所发极为复杂，有时难以确诊。

1. 症状

可与其他类型颈椎病合并发生，表现为交感神经兴奋或抑制症状。

（1）眼部症状。如眼球胀痛、怕光、流泪、视物模糊、视力减退、眼前冒金星、眼睛干涩、眼睑无力、眼球震颤、瞳孔扩大等。

（2）耳鼻部症状。如耳鸣、听力减弱等。

（3）头面部症状。如头痛、偏头痛、头晕、面部充血、麻木等。

（4）心血管症状。如心慌、心悸、心律不齐、心前区疼痛、阵发性心动过速、血压时高时低等。

（5）血管运动障碍。如血管收缩出现四肢冰凉，局部温度下降，肢体遇冷出现针刺感，继而红肿疼痛；也可有血管扩张现象，出现指端发红、烧灼、肿胀等。

（6）神经营养及汗腺功能障碍。如皮肤发绀、干燥、变薄，多汗或少汗，指甲干燥无光泽。

（7）胃肠道症状。如胃脘绞痛、肠鸣等。

（8）其他症状。如失眠、多梦、心情烦躁、易于冲动等。

2. 体征

单纯交感型者无明显阳性体征，可伴有其他各型颈椎病的体征。

（六）混合型颈椎病

指两种以上类型的颈椎病同时存在，如神经根型和脊髓型同时存在，或神经根型、脊髓型与椎动脉型同时存在，而交感型颈椎病亦常伴随其他几种类型的颈椎病存在。其症状和体征基本上同其他类型的颈椎病，只是两种以上类型同时存在，表现更为复杂。

二、诊断标准

（一）颈型颈椎病

（1）主诉。枕、颞、耳郭等下头部、颈、肩疼痛等异常感觉，并伴有相应的压痛点。

（2）颈椎X线片显示曲度改变及椎间关节不稳等表现。

（3）动力侧位X线片或MRI显示椎节不稳或梯形变。

（4）应除外颈部其他疾患（落枕、肩周炎、风湿性肌纤维组织炎、神经衰弱、忧郁症及其他非椎间盘退行性变所致的肩背部疼痛）。

（二）神经根型颈椎病

（1）具有较典型的根性症状（手臂麻木、疼痛），其范围与颈脊神经所支配的区域相一致。

（2）压颈试验或臂丛牵拉试验阳性。

（3）影像学（X线片、MRI）所见与临床表现相符合。

（4）除外颈椎外病变（胸廓出口综合征、网球肘、腕管综合征、肘管综合征、肩周炎和肱二头肌腱鞘炎等）所致以上肢疼痛为主的疾患。

（三）脊髓型颈椎病

（1）临床上出现颈脊髓损害的表现，以四肢运动、感觉及反射障碍为主。

（2）影像学所见证实脊髓受压，并与临床症状相吻合。

（3）除外肌萎缩性脊髓侧索硬化症、脊髓肿瘤、急性脊髓损伤、继发性粘连性蛛网膜炎、多发性末梢神经炎等。

（四）椎动脉型颈椎病

（1）曾有猝倒发作、并伴有颈源性眩晕。
（2）旋颈试验阳性。
（3）多伴有头颅症状，包括视力模糊、耳鸣及听力障碍等。
（4）X线片显示节段性不稳定或钩椎关节骨质增生。
（5）除外眼源性、心源性、脑源性及耳源性眩晕。
（6）MRA或椎动脉彩超显示第二段椎动脉有局限性狭窄或扭曲征。
（7）除外椎动脉Ⅰ段（进入颈6横突孔以前的椎动脉段）和椎动脉Ⅲ段（出颈椎进入颅内以前的椎动脉段）受压所引起的基底动脉供血不足。
（8）手术前需行MRA或数字减影椎动脉造影（DSA）有助于明确诊断。

（五）交感神经型颈椎病

（1）临床表现为头晕、眼花、手麻、心动过速、心前区疼痛等一系列交感神经症状。
（2）多伴有椎动脉型或颈型颈椎病的临床表现。
（3）X线片有失稳或颈椎退行性变的异常所见。
（4）椎动脉造影阴性。

（六）其他型颈椎病

1. 食管受压型颈椎病

吞咽困难，尤以仰颈时为甚；X线片显示椎节前方有明显之骨赘形成；钡餐检查显示食管受压征；多合并其他型颈椎病症状。

2. 不稳定（失稳）型颈椎病

（1）症状介于颈型、根型与椎动脉型之间。
（2）症状时隐时现，与体位不当、过劳和颈部过度活动（含推拿及练功等）相关。
（3）侧位X线片动力片及MRI检查显示椎节不稳（前后滑移＞2mm）及椎动脉曲折与狭窄。
（4）牵引及制动有效。
（5）个别病例可行椎节撑开融合术或人工髓核植入术。

3. 脊髓前中央动脉受压型颈椎病

（1）以脊髓前方受压所致的运动障碍为主。

（2）多伴有头颅供血不全及交感神经症状，且波动性大，屈颈时加剧。

（3）MRI所见为硬膜囊前方中部受压征。

（4）MRA及CTM显示脊髓前中央动脉受压征，包括变细、中断等；减压术后则缓解；椎动脉亦多受波及。

（5）牵引及制动疗法有效。

（6）非手术疗法无效或反复发作已影响生活质量或工作时，可行手术疗法。

（七）混合型颈椎病

具有前述诸型两种及两种以上颈椎病者，均属此型。多见于病程久、年龄较高者。

三、资料准备

（一）病史资料

包括主诉症状、发病情况、诊疗情况、用药史、个人和家庭病史等。

（二）查体资料

重点关注患者步态、双手精细动作、颈部活动度、肩关节活动度、颈部压痛点、四肢关键肌肌力、生理及病理反射、四肢病理征等。入院查体后做好VAS（视觉模拟）评分和JOA（日本骨科协会）/NDI（颈椎功能障碍指数）评分，录入入院记录和首次病程记录中。

（三）入院检查资料

1. 必需的检查项目

（1）血常规、尿常规、大便常规。

（2）肝肾功能、电解质、心肌酶、血糖等（生化34项）。

（3）凝血功能（凝血3项或者凝血4项）。

（4）感染性疾病筛查（乙肝、丙肝、艾滋病、梅毒等）即输血8项；ESR、CRP。

（5）胸片，心电图，肝、胆、脾彩超，泌尿系彩超。

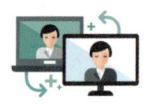

（6）颈椎六位片、螺旋CT加三维重建和颈椎MRI。

2. 根据患者病情可选择的检查项目

（1）脊髓型颈椎病和神经根型颈椎病常规行肌电图检查。

（2）交感型颈椎病和椎动脉型颈椎病需要辅助椎动脉彩超及脑血管多普勒检查，必要时行颅脑平扫+弥散+MRA，排除脑血管疾患。

（3）食管型颈椎病需要行食管吞钡或电子纤维镜检查。

（4）对于超过50岁的患者，建议查心脏彩超。对于老年人或既往有相关病史者，需要查肺功能、动态心电图、动态血压等。

（四）专科会诊资料

有高血压病、糖尿病、冠状动脉综合征、脑血管疾病等相关疾病者必要时请相应专科会诊。

（五）常规询问既往服用药物情况

如有无服用阿司匹林、安博维、利血平等药物，如患者入院有手术计划，需要及时报告上级医生，常规入院即停服或推迟。

（六）育龄妇女常规询问经带胎产情况

如怀孕或月经期，立即报告上级医生。

四、治疗方案

颈椎病是一种慢性退行性疾病，病理变化较多样，具有复杂的临床表现，其治疗也需要根据不同的分型、不同的病程及不同的病理阶段而有所不同。

具体来说，对于颈型颈椎病，早期神经根型、早期脊髓型颈椎病，及交感型椎动脉型颈椎病早期阶段多数在门诊治疗，住院的患者通常是颈椎病的诊断尚未肯定，症状较重，需要一边检查一边治疗者，以及门诊治疗效果欠佳的神经根型、脊髓型、椎动脉型、交感型颈椎病患者。

绝大多数颈椎病应采用非手术治疗，但有少数（主要是脊髓型颈椎病和重症神经根型颈椎病）需要手术治疗。对于椎管较宽而症状较轻者，可先采取适宜的非手术治疗，并定期随诊，无效或逐渐加重者则行手术治疗。

（一）颈椎病的非手术治疗

1. 非手术疗法应视为颈椎病治疗首选和基本疗法

（1）合乎生理要求的生活、工作体位是防治颈椎病的基本前提，包括避免高枕、埋（低）头、猛刹车和剧烈运动等。

（2）持续、轻重量（1.5~2.0 kg）的头颈牵引应视为安全有效的疗法，并在牵引下进行颈背肌锻炼。

（3）针灸、理疗、按摩及药物均可酌情选用，但不提倡推拿、推扳和颈部体操，以防加重颈椎的退变、不稳和损伤。

（4）游泳运动（尤其是蛙泳、仰泳）有利于颈椎康复。不提倡使颈椎过度活动的高强度运动。

2. 加强颈椎病非手术治疗的相关研究

进一步规范化、科学化。

3. 大量长期使用类固醇易引发骨缺血坏死和硬膜外粘连

因此应慎用。

4. 手法治疗颈椎病

特别是旋转手法有引起急性脊髓损伤的风险，应当严格掌握适应证。

（二）颈椎病的手术治疗

1. 手术疗法的基本原则

（1）颈椎手术比较复杂，有一定风险，因此应从严掌握手术指征。

（2）颈椎病手术以减压与重建稳定性为目的，对于脊髓本身不可逆转的病损没有治疗意义。

（3）在选择手术治疗时，对于患者的年龄、职业、机体对手术的耐受性，以及患者对手术治疗的态度应给予必要的考虑。

（4）颈椎病的病理机制及临床表现比较复杂，应根据不同的病情选择适当的手术方式。

（5）应根据患者的具体情况，酌情保留椎体的活动度。如选择椎节成形术，需视患者椎体稳定性、经济状况，以及受累节段数酌情选择，以单节段者为宜，应注意避免造成医源性不稳。

2. 各型颈椎病手术适应证

（1）颈型颈椎病。原则上不需手术治疗。但对于长期非手术治疗无效，而且严重影响正常生活或工作的个别病例，亦可考虑采用手术治疗，包括椎间融合术或人工椎间盘植入术，以及其他术式。

（2）神经根型颈椎病。原则上采取非手术治疗。具有下列情况之一者可采取手术治疗：①经3个月以上正规、系统的非手术治疗无效，或非手术治疗虽然有效但反复发作而且症状严重、影响生活质量或正常工作的患者。②由于神经根受压病损导致所支配的肌肉进行性萎缩者。③有明显的神经根压迫症状和持续性剧烈疼痛、严重影响睡眠与正常生活者。

（3）脊髓型颈椎病。凡已确诊的脊髓型颈椎病患者，如无手术禁忌证，原则上应及早手术治疗。但其中椎管较宽、且症状较轻者，亦可先采取有效的非手术疗法，并定期随访，无效或逐渐加重时则应及时手术。

（4）椎动脉型颈椎病。符合下列情况者可手术治疗：①颈源性眩晕伴有猝倒症状，经非手术治疗无效者。②经MRA或DSA证实者。

（5）混合型颈椎病。该型患者症状复杂，以高龄患者居多，对于手术治疗应持谨慎态度。对于已影响正常工作、生活，经2~3个月非手术疗法无效者，应考虑手术治疗。

（6）其他型颈椎病。①食管受压型颈椎病：如因骨赘压迫与刺激食管引起吞咽困难，经非手术疗法无效者，应将骨赘手术切除。②脊髓前中央动脉受压征：经1~2个月非手术疗法治疗无效，已严重影响正常工作、生活的患者，可考虑手术治疗。③颈椎不稳定（失稳）型：因颈椎不稳引起头颈及肢体发作性脊髓或脊神经根或椎动脉症状，经较长时间保守治疗无效者，可行颈椎稳定手术。

五、颈椎疾病查体图谱集

（一）视诊

若颈部强直、斜颈姿势明显，考虑颈型颈椎病可能；若单侧神经根支配区出现肌肉萎缩，考虑神经根型颈椎病可能。

（二）各型颈椎病相关查体

1. 颈型颈椎病相关查体

（1）颈椎活动查体。急性期颈椎活动绝对受限，颈椎各方向活动范围近于0°。

（2）压痛点查体。颈椎旁肌、胸1~胸7椎旁或斜方肌、胸锁乳头肌有压痛，冈上肌、冈下肌也可有压痛。如有继发性前斜角肌痉挛，可在胸锁乳头肌内侧，相当于颈3~颈6横突水平，扪到痉挛的肌肉，稍用力压迫，即可出现肩、臂、手放射性疼痛。

2. 神经根型颈椎病查体

（1）颈椎活动查体。颈部僵直、活动受限，一般为单侧肌肉紧张。

（2）压痛点查体。棘突、棘突旁、肩胛骨内侧缘，以及受累神经根所支配的肌肉有压痛。

（3）椎间孔挤压试验阳性，臂丛神经牵拉试验阳性（图46、图47）。

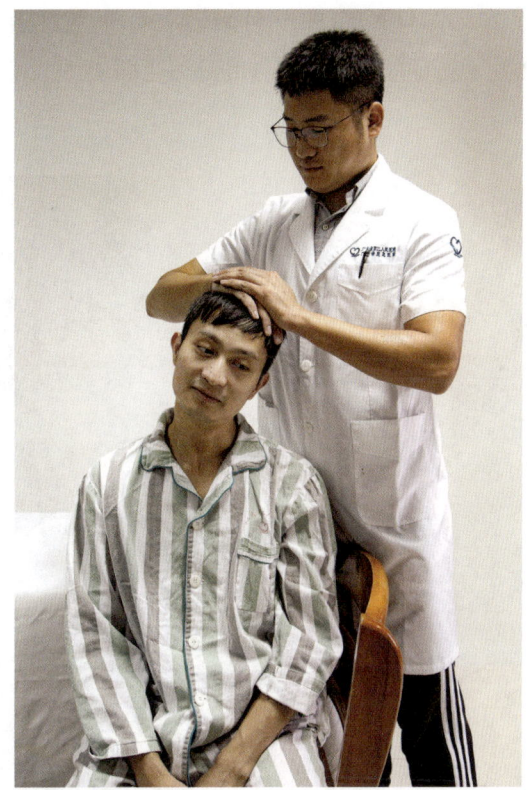

图46　椎间孔挤压试验，阳性引起颈痛及上肢放射痛

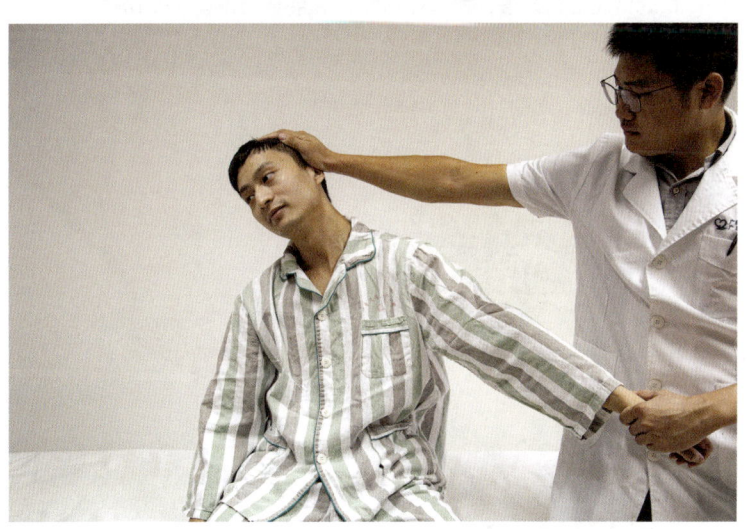

图47　臂丛神经牵拉试验，阳性引起上肢放射痛或手指麻木

3．脊髓型颈椎病查体

（1）颈椎活动查体。颈部一般无明显症状。

（2）压痛点查体。无明显压痛点。

（3）腱反射活跃或亢进。包括肱二头肌、肱三头肌、桡骨膜、膝腱、跟腱反射；髌阵挛和踝阵挛阳性。病理反射阳性：如上肢Hoffmann征（图48）、Rossolimo征、下肢Babinski征（图49）、Chaddock征。浅反射如腹壁反射、提睾反射减弱或消失。

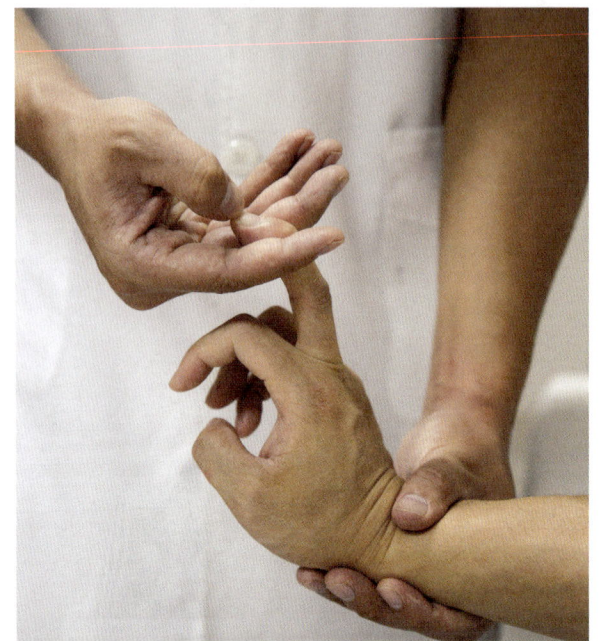

图48　Hoffmann征检查方法，如拇指内收，其余手指也呈屈曲动作即为阳性反应

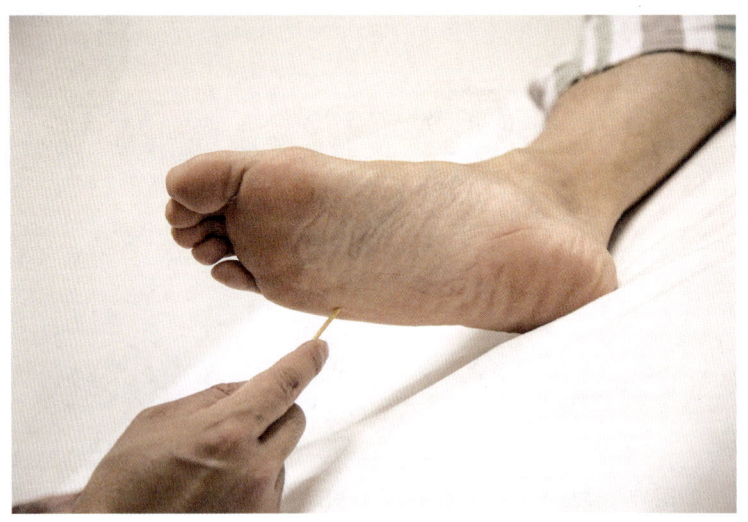

图49　Babinski征

4. 其他型颈椎病查体

（1）颈椎活动查体。颈部一般无明显症状。

（2）压痛点查体。颈椎棘突间或椎旁小关节周围的软组织压痛。

（3）可出现旋颈试验阳性。旋颈试验又称椎动脉扭曲试验：患者坐位，头略后仰，并自动向左、向右做旋颈动作。如患者出现头昏、头痛、视力模糊症状，提示为其他（椎动脉）型颈椎病。

5．混合型颈椎病查体

可同时出现以上各型中的查体表现。

六、管理规范

（一）执业资质

1．会诊现场人员

（1）具有骨外科执业医师证书。

（2）掌握骨科远程医疗的基本技术和实施原则。

（3）具备采集恰当图像或场景以供临床诊断使用的能力。

（4）具备当场处理临床常见骨科疾病和临床急救的能力。

（5）具备给患者下达知情同意书和病情教育的沟通能力。

2．骨科会诊医生

（1）具有骨外科执业医师证书。

（2）副主任或以上职称。

（3）经验丰富且接受过培训的、在骨外科疾病方面（尤其创伤方面）有专业资质的骨科专家。

（二）会诊之前

（1）确保骨科医生已收到患者的病史记录和当前的治疗信息。

（2）提前到达远程会诊诊室以检测网络和外围连接附件的通信效果，检查所有设备以确保正常运行。

（3）检查患者就诊状况，确定需要照明检查的身体部位。

（4）院外会诊时应首先评估周围环境安全。

（三）会诊之后

（1）拍摄完毕后，不得以任何形式修改内容。

（2）将拍摄的图像、传输的文本资料和会诊医生的回复建议，标记形成病历中一个安全的、可检索的内容，以便查询。

（四）颈椎病远程会诊操作流程（图50）

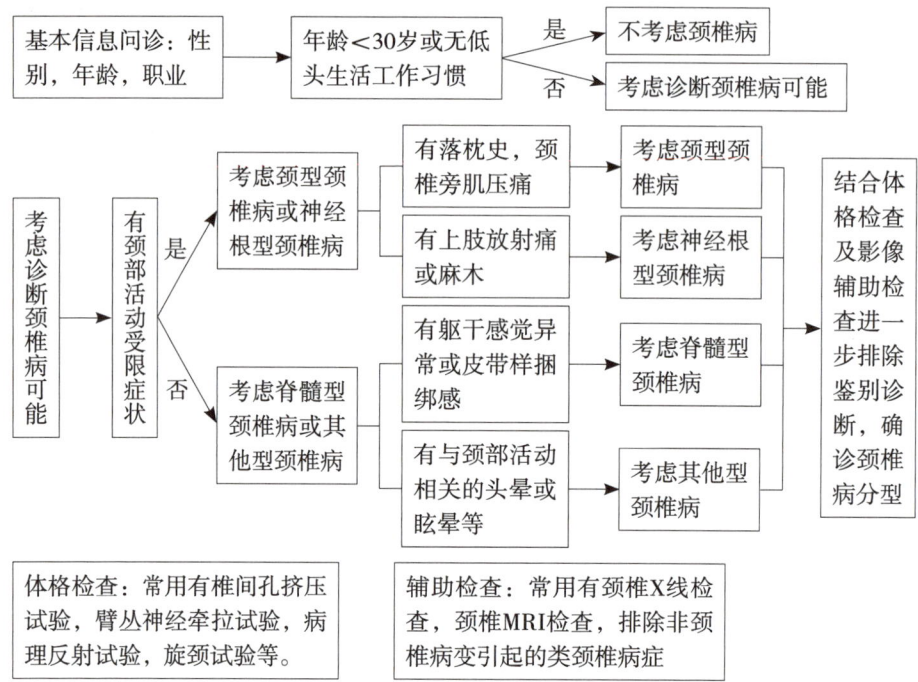

图50　颈椎病远程会诊操作流程图

第九节　腰椎疾病

一、腰椎疾病病因分类

（一）先天性疾患

如先天性脊椎变形异常等。

（二）外伤

1. 腰部扭挫伤
2. 骨折（压缩性骨折、脱臼骨折）
3. 脊椎分裂（体力劳动或运动导致的疲劳性骨折）

（三）变性疾病（老龄现象）

退行性脊柱炎、椎间盘病变、腰椎间盘突出、椎管狭窄。

（四）姿势相关

脊柱侧弯、髋关节疾病等导致的姿势异常；姿势引起的急性腰痛，慢性疲劳导致的肌肉疼痛。

（五）代谢疾病

骨质疏松等。

（六）感染疾病

结核性脊椎炎等。

（七）外因性

腰部以外的脏器疾病。

（八）肿瘤

椎管、椎体及附件各种肿瘤疾病。

（九）心因性

上述原因引起的腰痛长期不愈，使患者失去信心，人际关系和社会关系等压力导致腰痛持续存在，并成为加重因素。肌肉疼痛、骨关节疼痛加上心理性疼痛，使疼痛变得复杂而难治。

二、腰椎疾病的诊断

诊断腰痛（脊柱疾病）时，要考虑神经障碍、慢性疼痛、脊柱变形、病理性疾病四个要素的"疼痛四重奏"。

由于"疼痛四重奏"有相互的关联性，明确是哪个因素使致痛源受到刺激产生疼痛，针对致痛源采取相应的措施，这在腰痛的诊断和治疗中非常重要。

（一）神经障碍

1. 脊髓马尾的麻痹症状

脊髓马尾的麻痹症状是指脊髓内被保护的脊神经受到周围组织的压迫引起的症状，早期发现、早期治疗绝对必要。

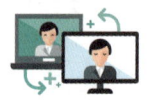

2. 神经根症状

神经根症状是指脊神经从椎管向末梢发出神经根的部分受到椎间盘等组织的压迫而产生疼痛或麻木等症状。

（二）慢性疼痛

慢性腰及下肢疼痛是多种疼痛成分混杂的状态。其中，腰背肌疼痛、椎间盘病变引起的椎间盘性疼痛、去神经病变引起的神经性疼痛，及疼痛行为改变均存在于每位患者。

（三）脊柱变形

侧弯、驼背等。

脊柱变形直接影响直立行走的姿势。尤其是侧弯还会影响生物力学的负荷：①引起侧弯的肌肉疲劳性疼痛。②侧弯的原发疾病导致的脊神经症状与两种以上的疼痛病因有关。

（四）病理性疾病

肿瘤、感染、炎症、循环障碍等。

此类脊椎疾病临床也不鲜见，脊椎脊髓肿瘤、结核性脊椎炎、化脓性脊椎炎等都是不能漏诊的疾病。

三、常见腰椎疾病介绍

（一）腰椎间盘突出症

1. 定义

因椎间盘变性，纤维环破裂，髓核突出刺激或压迫神经根、马尾神经等而表现的一种综合征。腰椎间盘突出症是最常见的腰腿痛病因。

2. 症状

腰痛，下肢放射痛。

3. 体征

腰部活动受限、步行障碍、压痛、叩击痛。

4. 检查

（1）MRI。是在椎间盘突出综合诊断中精确度最高的检查方法，是诊断椎间盘突出特异性检查的第一选择。

（2）CT。CT和MRI一样，诊断精确度很高，但MRI影像对椎间盘的显示更具有优势。

5．治疗原则

（1）保守。原则上保守治疗。如手法、针灸理疗等；特别是穿破后纵韧带的突出，已证明可以自然吸收。这种情况下，虽然发病初期的症状很剧烈，但2~3个月后病变吸收缩小，应重视这种自然吸收的可能性。

（2）手术。①重度运动麻痹、膀胱直肠障碍是绝对适应证。②保守治疗无效的重度疼痛和持续麻痹。手术方式：椎间盘突出后方摘除术、激光椎间盘消融术。

（二）腰椎滑脱

1．定义

是指椎间骨性连接异常，发生于上位椎体与下位椎体表面部分或全部滑脱。其中引起临床症状者称为腰椎滑脱症。

2．症状

早期腰椎滑脱者不一定有症状。部分患者可有下腰部酸痛，其程度大多较轻，往往在劳累以后加剧，也可因轻度外伤开始。适当休息或服止痛药以后多有好转，故病史多较长。腰痛初为间歇性，以后则可呈持续性，严重者影响正常生活，休息也不能缓解。

3．体征

棘突、棘间或棘突旁略有压痛。腰部活动可无限制或略受限。可出现腰向前凸、臀向后凸、腹部下垂及腰部变短的特殊外观。局部可有凹陷感，骶骨后突增加。腰骶棘突间压痛，背伸肌多呈紧张状态。腰部活动均有不同程度受限，下肢运动、感觉功能及腱反射多无异常。

4．检查

单纯X线片可显示椎体的滑脱，诊断明确。滑脱的评估主要有Meyerding法和Taillard法。

5．治疗原则

（1）保守。药物疗法、支具疗法、运动疗法等。

（2）手术。保守治疗无效的腰痛、下肢痛（神经根症状）是手术适应证。主诉腰痛，病变椎体明显不稳的病例，适用脊椎固定术。

（三）椎管狭窄

1．定义

是各种原因引起椎管各径线缩短，压迫硬膜囊，脊髓或神经根，从而导致疼痛、麻木、肢体无力、跛行、大小便障碍等一系列神经功能障碍的一类疾病。

2. 症状

（1）疼痛、肌体无力。腰椎管狭窄常见于反复发作的腰背部疼痛，臀部及下肢放射痛，随后出现下肢麻木无力，肌肉萎缩。疼痛性质多种多样，可为酸痛、麻痛、胀痛、放电样及烧灼样疼痛。

（2）马尾神经受压症状。小便不净，大便不能自控，会阴区麻木，性功能下降。

（3）间歇性跛行。这是椎管狭窄的特征性表现。走路时出现间歇跛行，站立或蹲坐休息后好转。

3. 体征

站位负荷试验（+）、跟腱反射低下或消失。

4. 检查

（1）X线。包括正侧位、双斜位、过伸过屈位（六位片），可以了解脊柱的曲度，椎间高度，是否骨质增生、关节突是否退变肥大、椎体是否存在滑脱。

（2）CT。显示骨性椎管形态，椎管横断面骨性结构等。

（3）MRI。可全面观察椎间盘是否有病变，了解髓核突出程度和位置，并鉴别椎管内有无其他占位性病变，了解脊髓、马尾神经和神经根受压状态。

5. 治疗原则

（1）保守。药物疗法（非甾体抗炎药、维生素B_{12}）、物理治疗、支具疗法。

（2）手术。减压术和脊椎固定术。

（四）骨折

1. 定义

骨结构的连续性完全或部分断裂。

2. 症状

（1）伤后出现局部变形，肢体等出现异常运动，移动肢体时可听到骨擦音。

（2）伤口剧痛，局部肿胀、瘀血，伤后出现运动障碍。

3. 体征

畸形、异常活动、骨擦音或骨擦感为骨折特有体征。

4. 检查

X线片、CT、MRI等。

5. 治疗原则

复位、固定、功能锻炼为骨折治疗的三个基本原则。复位方法有闭合复位和手术复位。固定方法有内固定和外固定。通过主动或被动活动未被固定的关节，防止关节粘连、关节囊挛缩。

（五）腰部扭挫伤

1. 定义

从损伤的性质上来看，可分为扭伤和挫伤两大类，一般以扭伤较多见。均为突然遭受间接暴力所致。

2. 症状

（1）腰部肿胀、疼痛、活动受限。咳嗽、打喷嚏时加剧，腰不能挺直，行走不便。

（2）挫伤者局部瘀斑、肿胀、疼痛、活动受限，腰肾压挫严重者，可致肾脏挫裂伤，可能出现血尿。

3. 体征

直腿抬高试验（+）、直腿抬高踝背伸试验（-）。

4. 检查

X线片显示腰椎生理前凸和肌性侧弯，不伴有其他改变。

5. 治疗原则

保守。物理疗法、固定方法、手法（理筋、复位）、针灸、康复训练等，佐以药物治疗（内用、外用药）。

（六）脊柱侧弯

1. 定义

脊柱侧弯又称脊柱侧凸，它是一种先天的三维畸形，包括冠状位、矢状位和轴位上的序列异常。

2. 症状

背部隆起畸形，产生"剃刀背"畸形，有的甚至产生"漏斗胸"或"鸡胸"畸形，同时合并这种背部畸形，伴随双侧肩关节不平衡或者骨盆不平衡，以及双下肢不等长。

3. 体征

双肩不等高或后背左右不平，姿势性侧弯，明显的躯体畸形，"脊柱侧凸"，弯腰试验（+）。

4. 检查

（1）X线片。

（2）CT。尤其是脊柱三维重建CT，脊髓造影CT扫描。

（3）MRI。

（4）系统检查。

5．治疗原则

（1）保守。理疗、体操疗法、石膏、支具疗法等。

（2）三维矫形技术和椎弓根螺钉固定技术。

（七）骨质疏松

1．定义

一种以低骨量和骨组织微结构破坏为特征，导致骨质脆性增加和易于骨折的全身性骨代谢性疾病。

2．症状

疼痛、身长缩短、驼背、易骨折、呼吸功能下降等。

3．体征

常常在不知不觉中发生椎体压缩骨折，也可因咳嗽、打喷嚏、轻微外伤等诱发椎体骨折。

4．检查

（1）X线片。

（2）骨密度检测。

（3）实验室检查：生化检查。

5．治疗原则

（1）保守。运动、营养及药物治疗（抑制骨吸收药、促进骨形成药）。

（2）手术。只有在因骨质疏松症发生骨折以后，才需外科治疗。

（八）强直性脊柱炎

1．定义

骶髂关节和脊柱附着点、中轴骨骼炎症为主要症状，并以椎间盘纤维环及其附近结缔组织纤维化和骨化及关节强直为病变特点的慢性炎性疾病。

2．症状

以腰背部疼痛、僵硬，脊柱畸形为主要表现。

3．体征

Gaenslen 征（+），"4"字试验（+），HLA-B27（+）。

4．检查

血常规、血沉、生化、HLA-B27、CT、MRI、X线片、血清免疫学检查。

5. 治疗原则

以综合治疗为主，包括体疗、理疗、药物治疗和外科治疗。早期诊断早期治疗，控制炎症，减轻或缓解症状，维持正常姿势和最佳功能位置，防止畸形。脊柱畸形严重者，待病情稳定后可进行手术矫正。

四、资料准备

（一）病史资料

包括主诉症状、发病情况、诊疗情况、用药史、个人和家庭病史等。

（二）查体资料

通过视、触、动、量对腰椎进行专科查体，包括腰椎相关特殊查体，汇报查体结果。（详见腰椎疾病查体图谱集）

（三）检查资料

检验常规、生化、医学影像、病理及其他特殊项目检查的文字、数据及图像等资料。

五、腰椎疾病查体图谱集

（一）视诊

观察腰椎局部是否有生理曲度变形、肌肉萎缩，肿胀等畸形。

（二）腰椎活动度范围查体（表6、图51）

表6　正常腰椎活动范围

动作	角度
前屈（直立位）	75°~90°
后伸（直立位）	30°
侧屈（直立位）	30°
旋转（直立位）	90°

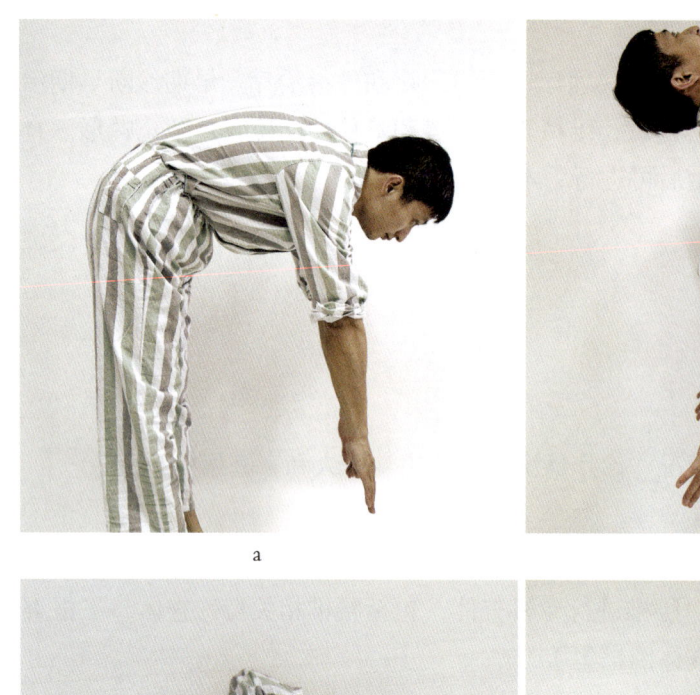
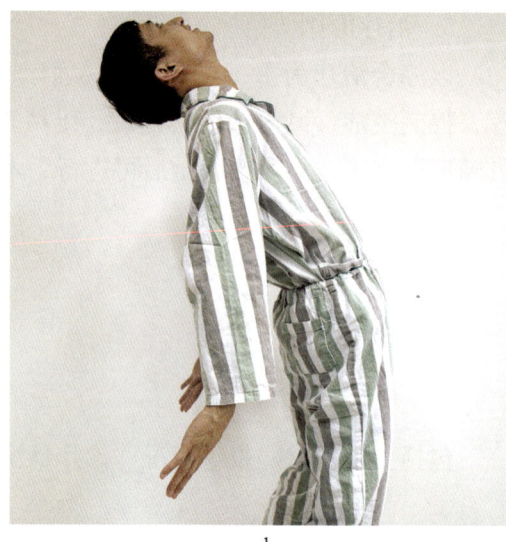
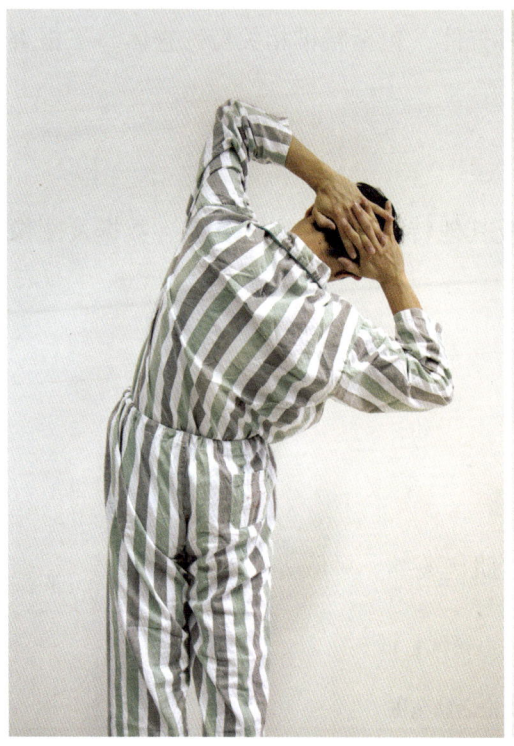
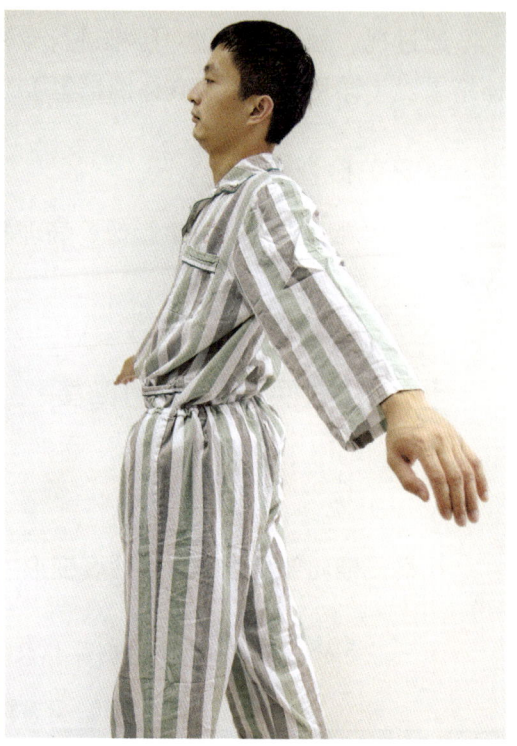

图51　正常腰椎活动范围图示

（三）体格检查

1. 屈颈试验（图52）

患者仰卧，检查者一手按其枕后，屈其颈部，若出现腰部及患肢后侧放射性疼痛则为阳性，提示坐骨神经受压。

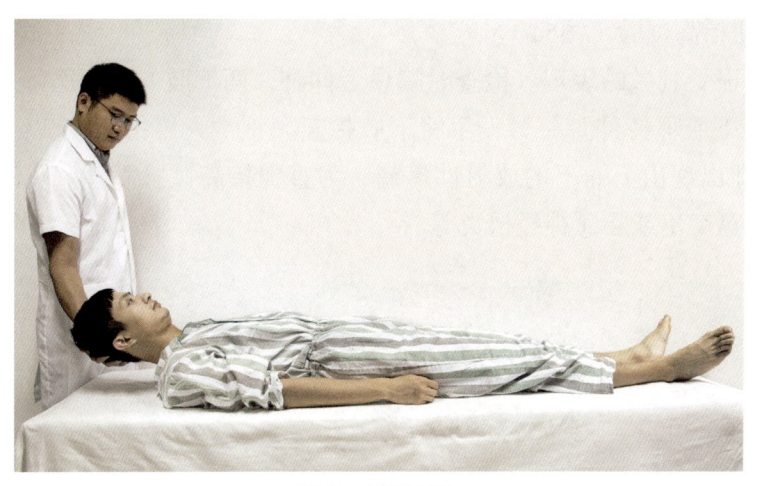

图52　屈颈试验

2．阿瑞德试验（Arid test）

患者坐立于床边，双小腿下垂，分别抬高小腿，观察出现疼痛和麻木时小腿高度和膝关节屈曲角度，提示有坐骨神经病变；屈膝并过伸髋关节，疼痛加重提示高位间盘病变。

3．股神经牵拉试验（图53）

患者俯卧，被动屈曲膝关节（股神经受牵拉）会出现疼痛，提示可能有高位间盘病变；屈膝并过伸髋关节，疼痛加重提示高位间盘病变。

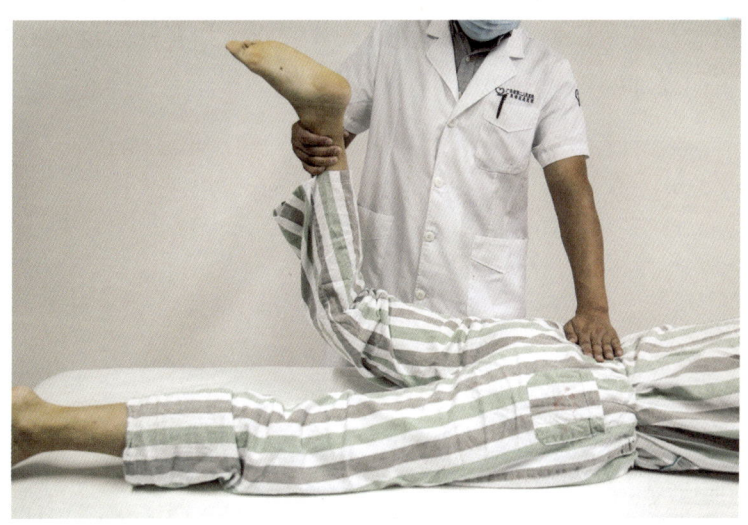

图53　股神经牵拉试验

4．鞠躬试验（Neri test）

患者站立，做鞠躬动作出现患肢后侧的放射性疼痛即为阳性，提示坐骨神经受压。

5. 直腿抬高试验（图54）

为神经根受刺激的表现。检查时嘱患者仰卧，两下肢伸直，医师一手置于膝关节上，使下肢保持伸直，另一手将下肢抬起。正常人可抬高70°以上，如抬高不到30°，即出现由上而下的放射性疼痛，为直腿抬高试验阳性。见于坐骨神经痛、腰椎间盘突出或腰骶神经根炎等。

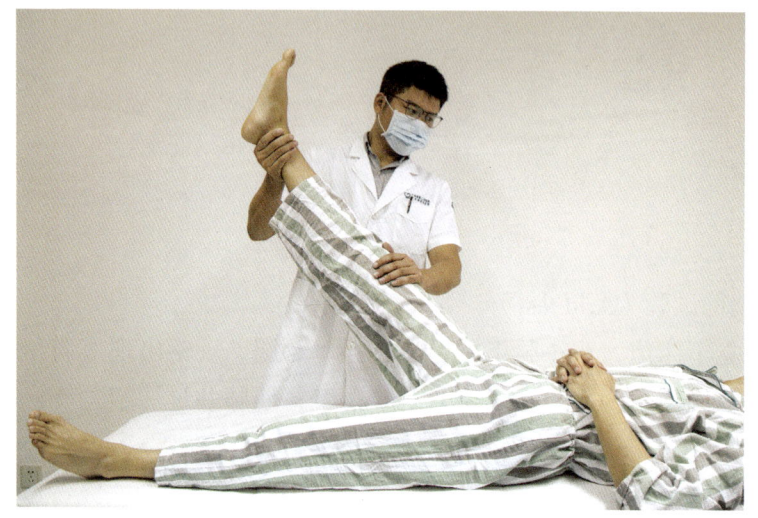

图54 直腿抬高试验

6. 直腿抬高加强试验（图55）

为增加坐骨神经牵拉强度可被动使踝关节背屈，如有椎间盘突出症时，坐骨神经的串痛将明显加剧。

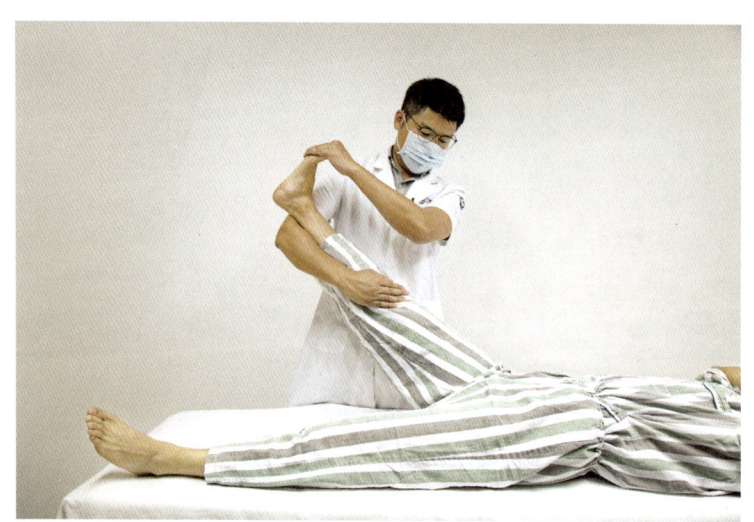

图55 直腿抬高加强试验

7. 腘窝神经压迫实验法

患者端坐床上，双下肢垂悬床边，检查者一手握住患者小腿，另一手中指置于腘窝中点，拇指压于胫骨结节处，当膝关节伸直时，中指用力深压腘窝神经，出现腘窝神经麻胀感，为阳性，此多见于腰椎间盘突出症。

8. 坐立试验

患者坐时不痛，站立时痛，病变在骨盆。

9. Thomas 征

患者仰卧，大腿伸直，则腰部前凸；屈曲健侧髋、膝关节，迫使脊柱代偿性前凸消失，则患侧大腿被迫抬起，不能接触床面，即为阳性。常见于腰椎、骶髂关节及髋关节内病变，或内收肌痉挛。

10. "4"字试验

患者仰卧，患肢屈髋屈膝，并外展外旋，将外踝贴于对侧大腿上，两腿交叉呈"4"字形，检查者一手固定骨盆，一手于膝内侧向下压，若出现髋部疼痛为阳性。提示骶髂关节病变，如劳损、类风湿性关节炎、结核致密性骨炎等。

11. 床边试验

患者仰卧，屈健侧髋、膝关节，让患者抱住，患侧大腿垂于床沿外。检查者一手按健膝，一手压患膝，出现骶髂关节疼痛为阳性，说明骶髂关节有病变。

12. 伸髋试验

患者俯卧，检查者一手压住患侧骶部，另一手握住患侧踝部将患侧膝关节屈90°后向上提起，使髋关节过伸，此时必扭动骶髂关节，如出现疼痛为阳性，提示骶髂关节有病变。

13. 单腿站立试验

患者背向检查者，健侧屈髋屈膝上提，用患肢站立，如健侧骨盆及臀褶下降即为阳性。多见臀中肌、臀小肌麻痹，髋关节脱位及陈旧性股骨颈骨折或发育性髋关节脱位。

14. Allis 征

患者仰卧，屈髋屈膝，两足平行置于床面，比较两膝高度。不等高为阳性，提示较低一侧股骨或胫骨短缩，或髋关节后脱位。

15. 望远镜试验

患者仰卧，检查者一手握膝，一手固定骨盆，上下推动股骨干，若觉察有抽动或响声即为阳性，提示小儿先天性髋关节脱位。

16. 摇动腰部法

患者仰卧，双下肢屈髋屈膝，双手抱住下肢。检查者将屈曲的下肢抵于腹部，并用力屈曲，左右摇摆活动，出现腰部痛时，病变在腰骶部。

（四）实验室检查

1. X线片检查

（1）侧位片。观察腰椎生理曲度，椎体楔变角度，腰椎管狭窄的测量，骨盆位置，髋关节是否脱位，股骨头是否骨折。

（2）前后位片。提供对脊柱整体的了解，观察腰骶椎有无骨性畸形（如骶椎腰化或腰椎骶化）、炎症等，骨盆横径，耻骨联合至台面的距离。

2. CT检查

提供了直接、详细的影像征，对脊柱外伤，各种原因的椎管狭窄，椎间盘退行性病变和椎间盘突出，原发性、继发性脊椎骨肿瘤及椎旁、椎管内占位病变，脊柱感染性疾病，脊柱结核，化脓性脊柱炎，先天性畸形和发育异常，脊柱退行性病变等疾病检查更精准。先天性复杂、或易忽略髋脱位，Legg-Calve-Perthes病和髋发育不良的髋臼的形状、髋臼缺陷的程度、股骨头覆盖率、髂骨的厚度、髋脱位的方向，可进行快速、精确的描述，定量测量髋臼、股骨扭转角度。

3. MRI检查

对诊断最为敏感，对炎症、肿瘤等其他病变提供临床诊断依据。

六、腰椎疾病的生活预防

（1）保持良好的生活习惯，防止腰腿受凉，防止过度劳累。

（2）站或坐姿势要正确。脊柱不正，会造成椎间盘受力不均匀，是造成椎间盘突出的隐伏根源。正确的姿势应该"站如松，坐如钟"，胸部挺起，腰部平直。同一姿势不应保持太久，适当进行原地活动或腰背部活动，可以解除腰背肌肉疲劳。

（3）锻炼时压腿弯腰的幅度不要太大，否则不但达不到预期目的，还会造成椎间盘突出。

（4）提重物时不要弯腰，应该先蹲下拿到重物，然后慢慢起身，尽量做到不弯腰。从生物力学的角度上看，L4/L5椎间盘及L5/S1椎间盘所承受的压力最大，其活动度也最大，而位于这两个节段的后纵韧带却相对较窄（只有上部宽度的1/2），因而L4/L5椎间盘及L5/S1椎间盘是最容易受损的部位，临床上也是以L4/L5椎间盘及L5/S1椎间盘突出最为常见。

（5）饮食均衡，蛋白质、维生素含量宜高，脂肪、胆固醇宜低，防止肥胖，戒烟控酒。

（6）工作中注意劳逸结合，姿势正确，不宜久坐、久站，剧烈体力活动前先做准备活动。

（7）卧床休息，宜选用硬板床，保持脊柱生理弯曲。

（8）避寒保暖。

（9）腰椎间盘突出是运动系统疾病，预防原则要求减少运动，放松休息。

（10）平时应加强腰背肌锻炼。

第十节　骨折内固定术后并发症

一、疾病介绍

（一）定义

骨折内固定置入术后，由于致病微生物污染或患者自身免疫力低下所致的、与内置物接触的、伴或不伴周围软组织感染的骨组织感染。

（二）症状

感染部位肿胀，疼痛，活动受限。

（三）体征

红、肿、热、痛，伤口愈合欠佳，局部血肿，肢体功能障碍、窦道/瘘管形成。

（四）检查

感染部位CT、X线片、MRI、PET/CT。细菌培养及药敏。术中组织病理学检查。

（五）治疗原则

1. 彻底清创

以出现骨组织及软组织的"辣椒征"为判定标准。

2. 全身抗生素的应用

根据药敏结果，选择敏感抗生素，静脉滴注2周，口服4周。

3. 局部抗生素

万古霉素、庆大霉素、妥布霉素。

4. 骨缺损重建

<6cm：松质骨植骨，>6cm：牵张成骨技术，Masquelet技术（膜诱导技术），带血管游离腓骨移植技术。

5. 软组织缺损重建

肌瓣、皮瓣、植皮、皮肤牵张技术。

6. 内植物的处理

7. 肢体功能康复

二、资料准备

（一）病史资料

包括主诉症状、发病情况、诊疗情况、用药史、个人和家庭病史等。

（二）查体资料

通过视、触、动、量对感染骨部位进行专科查体，汇报查体结果。

（三）检查资料

检验常规、生化、医学影像、病理及其他特殊项目检查的文字、数据及图像等资料。

三、诊断要点

（一）病史与体征

早期感染多由高毒力致病菌所致，患者感染症状较为典型，主要表现为局部红、肿、热、痛，伤口愈合欠佳，局部存在血肿，可伴有全身症状，如发热、乏力等；延迟期感染表现兼有早期和慢性期的临床症状，如局部血肿（早期）、窦道/瘘管（慢性期）；慢性期感染症状多不典型，可表现为肢体功能障碍、局部肿胀、压痛、红斑以及窦道/瘘管形成，但常缺乏全身症状。

（二）影像学检查（表7、图56、图57）

表7　骨感染的影像学表现

检查手段	主要优点	主要缺陷
X线	常规、首选的影像学检查方式、迅速评估骨折复位、愈合情况及内植物的状态。典型表现：骨腐蚀及远离骨折断端反应性新骨形成	早期感染、低毒力感染、软组织感染分辨力较低
CT	更好地评估骨质变化、骨折断端是否接触、内植物位置、骨不连情况等，能明确与窦道相通骨病灶的位置；CT检查一旦发现髓腔内存在气体，高度提示感染可能性	对软组织感染鉴别力较差，易受金属伪影干扰
MRI	感染早期的诊断具有重要价值，在感染早期（1~2d）即可发现骨髓水肿变化，对骨组织及周围软组织的变化监测均比较敏感，但慎用于部分体内有内植物的患者	金属伪影干扰、骨髓炎性水肿（术后或创伤后状态）与感染不易鉴别
骨扫描	便宜、便于开展、敏感性较高	1~2年内的创伤、手术、骨折，以及5年内的关节置换与感染的鉴别诊断能力有限
白细胞扫描	对于骨扫描不能确定的感染病灶进行明确，可用于近期创伤、手术、骨折及感染的鉴别诊断	昂贵、耗时、无统一诊断标准、敏感性受近期使用抗生素影响
PET/CT	诊断敏感性、特异性高，易于开展	昂贵、无统一诊断标准、近期骨折及内植物可能降低诊断精确性

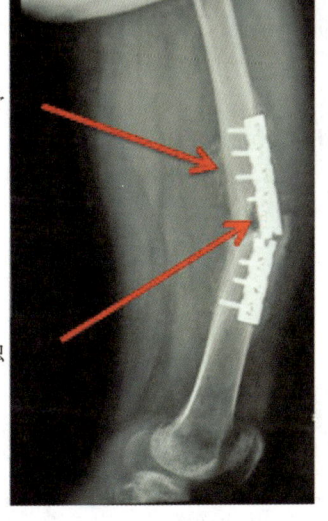

图56　X线片诊断骨折内固定术后感染典型表现：骨腐蚀及远离骨折断端的反应性新骨形成

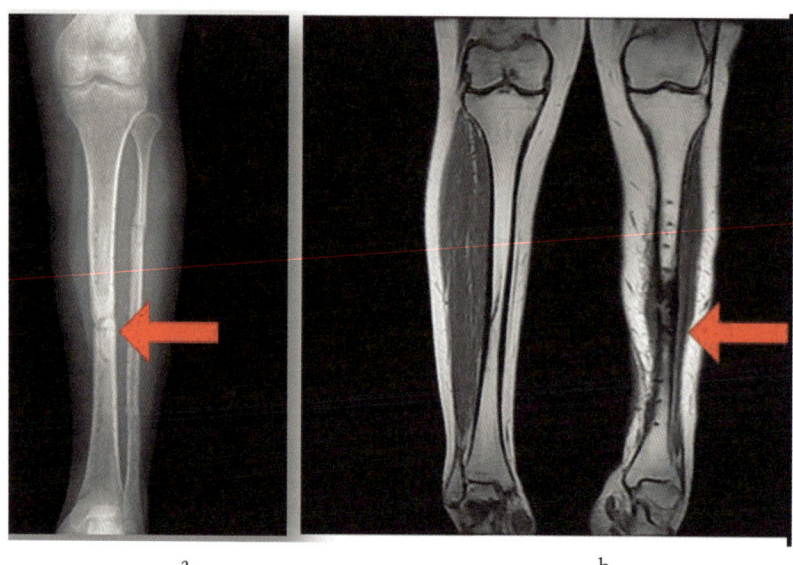

图57 与普通X线片相比,MRI检查能更清晰地显示骨感染的范围,有助于确定清创界限

(三)血清学炎性指标水平检测(表8)

表8 骨感染的实验室化验

炎性因子	半衰期	代谢特点	诊断价值
WBC	6~8h	感染后1h开始上升,2~3d降至正常	主要用于急性期感染。慢性期、低毒力感染阳性率较低
ESR	6周	感染后1~2d开始上升,1周达顶峰,需数周降至正常,受年龄、性别、Hb浓度影响	随访指标:升高快,下降慢,特异性高,可用于随访
CRP	18h	感染后4~6h开始上升,48h达顶峰,3~7d降至正常	监测指标:敏感性高,可用于监测。术后4~7d CRP持续性升高,高度怀疑感染
PCT	24h	感染后6h开始上升,24h达顶峰,5~6d降至正常	纳入性而非排除性指标 阳性:存在感染;阴性:不能排除感染;全身系统性感染的敏感监测指标;局部感染判定价值有限

(四)微生物培养(表9)

表9 骨感染的微生物培养

序号	微生物培养建议
1	不推荐初始开放性骨折在清创时直接取污染组织进行培养
2	针对骨折内固定术后感染的患者,为提高术中感染组织培养阳性率,不建议术前常规应用抗生素(除外感染急性发作伴全身症状)

（续表）

序号	微生物培养建议
3	建议骨感染手术治疗前，抗生素应至少停止使用2周
4	对于有明确窦道的患者，不推荐术前常规采集窦道分泌物进行细菌培养及药敏，因窦道分泌物培养结果与术中感染组织细菌培养结果的一致性不高
5	培养时间推荐至少7d，对于怀疑低毒力或特殊致病菌所致感染，可适当将培养时间延长至14d，必要时加做厌氧菌、结核分枝杆菌及真菌条件下的培养
6	对于怀疑细菌生物膜感染、内植物标本培养阴性时，可将取出的内植物送实验室进行超声波降解，破坏细菌生物膜，以提高培养阳性率
7	取材与诊断原则：即"3-2-1"原则，即术中至少取3个疑似感染组织的部位进行致病菌培养，有2点培养出相同致病菌诊断即可成立，而对于高毒力致病菌，如金黄色葡萄球菌、大肠杆菌等，只要培养出1点，骨感染的诊断即可成立

（五）组织病理学检查

骨感染的病理（含术中快速冰冻病理）诊断标准：任意5个高倍镜（×400倍）视野下，每个高倍镜视野内中性粒细胞（neutrophil，NEU）数量≥5个（图58）。

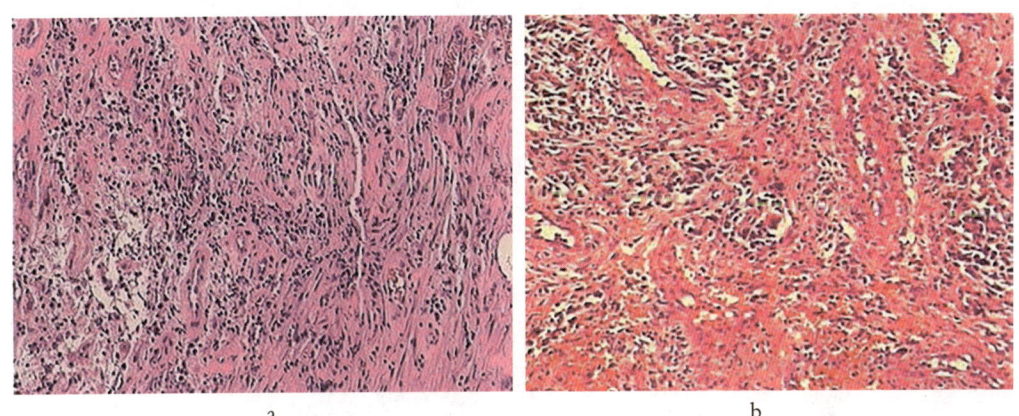

图58 典型骨折内固定术后感染病理特点：大量中性粒细胞浸润

四、治疗

（一）治疗的基本目标及选择不同治疗策略时考虑的基本问题

1. 骨折内固定术后感染治疗的5个基本目标

（1）促进骨折愈合。

（2）清除感染或抑制感染直至骨折愈合。

（3）促进创面覆盖软组织的愈合。

（4）预防慢性骨髓炎的形成。

（5）肢体功能的恢复。

2. 在选择不同治疗策略时应考虑的9个基本问题

（1）感染症状持续时间。

（2）骨折是否已愈合。

（3）内固定物的稳定程度及骨折复位情况。

（4）内植物的类型。

（5）骨折部位。

（6）软组织的覆盖条件。

（7）宿主全身及局部机能。

（8）感染部位的既往处置情况。

（9）是否为难治致病菌感染。

（二）彻底清创

清创时，要将感染病灶当作低度恶性肿瘤处理，将难以控制的骨感染转化为可以修复的骨缺损。清创的关键是要彻底清除所有的感染所致的坏死及失活组织，推荐采用扩大范围式激进的清创方式，即达正常组织5mm，以出现骨组织和软组织的"辣椒征"为标准（图59）。

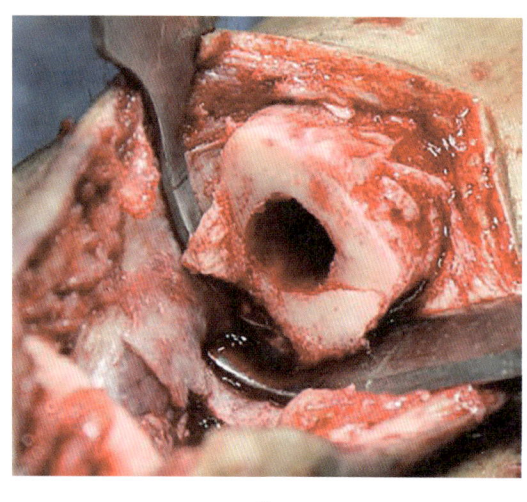
a

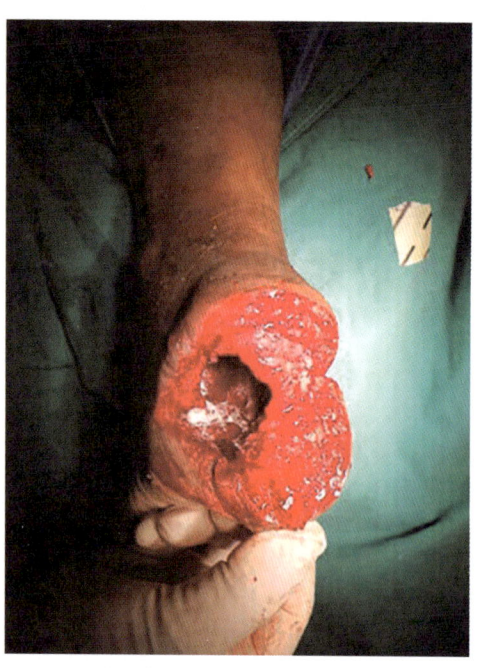
b

图59　彻底清创后骨组织及软组织出现典型的"辣椒征"

（三）内固定的处理

（1）急性期。建议在骨折复位良好、内固定稳定且感染得到有效控制的前提下尽可能予以保留，但出现以下任一情形时，建议应尽早去除内固定：①吸毒及烟瘾大的患者。②宿主免疫力低下且短期内无法纠正。③开放性骨折。④髓内固定。⑤骨折断端复位欠佳或内植物不稳定。⑥软组织条件差、创面无法充分覆盖。⑦难治性致病菌感染（如耐甲氧西林金黄色葡萄球菌等）。

（2）延迟期及慢性期。对于延迟期（2~10周）感染，建议保留内固定仅限于骨折复位良好、内固定稳定、感染得到有效控制且有良好的软组织覆盖的情形。对于慢性期（＞10周）感染，如骨折已愈合，则需去除内固定，如骨折未愈合，保留内固定的条件同延迟期感染。

（四）全身及局部抗生素的应用

目的包括治疗性和抑菌性两个目的，如果是以抑菌性为目的，建议系统抗生素治疗应至骨折愈合且能移除内植物；推荐根据术中感染组织培养及药敏结果选择敏感抗生素进行治疗，最常使用的广谱抗生素是头孢菌素类和克林霉素，清创术后即开始系统使用抗生素，建议静脉滴注2周，随后转为口服；如果以治疗性为目的，建议内植物去除后，抗生素继续使用6周（静脉滴注2周，口服4周），如保留内植物，抗生素则需延长至12周（静脉滴注2周，口服10周）；如果以抑菌性为目的，系统抗生素的治疗时间与骨折稳定/愈合的时间密切相关，建议在骨折愈合去除内植物后再使用4~6周，尤其是针对高毒力致病菌所致感染；当怀疑耐甲氧西林金黄色葡萄球菌感染时，可使用万古霉素或达托霉素；对于延迟期及慢性期内固定术后感染，考虑细菌生物膜的存在，外科彻底清创术后，建议对葡萄球菌属所致感染加用利福平，革兰氏阴性菌所致感染加用喹诺酮类抗生素（环丙沙星、左氧氟沙星）。不建议利福平术后单独使用，否则极易导致快速的细菌耐药，推荐与其他广谱抗生素联合使用。

局部抗生素的应用需借助于抗生素载体，目前临床最常使用的抗生素载体类型包括聚甲基丙烯酸甲酯（polymethyl methacrylate，PMMA）和硫酸钙（calcium sulfate，CS）；局部抗生素可选择万古霉素、庆大霉素、妥布霉素及头孢菌素等。

（五）骨缺损的处理

对于较小（＜6cm）骨缺损的修复，可选择自体骨游离植骨、肌肉皮瓣或者筋膜皮瓣等修复策略。对于大段（＞6cm）骨缺损，可选择Ilizarov牵张成骨技术、Masquelet技术、带血管游离腓骨移植技术等。

1. Ilizarov牵张成骨技术

Ilizarov技术应用的要点包括：建议截骨位置一般在骨干骺端，采用皮质截骨技术（低能量截骨），保护局部血供（骨膜与髓腔血管），推荐开始搬运时间一般为截骨术后1周（范围3~10d），推荐的搬运速度为1.0mm/d（范围0.5~1.5mm/d），分3~4次；对于感染不严重的患者，可以考虑彻底清创后一期截骨，若术中发现感染严重、计划从肢体远端向近端搬运或宿主一般状况欠佳时，建议一期手术先行彻底清创与外固定支架固定，二期再行截骨手术，二期手术时间一般为一期术后的4~6周，注意动态复查患者感染指标，尤其是CRP，CRP降至正常后再行截骨更为安全；外固定支架类型选择方面，建议首选单边外固定支架；倘若骨缺损在使用单边外固定支架不能起到很稳定的固定作用，或预计骨缺损的位置靠近关节部位时（单边架置钉存在穿透关节风险时），建议选择环形外固定支架，其固定相对更为稳定牢靠；对于骨搬运接触端（docking site），不建议常规行断端新鲜化与植骨，但当断端接触2~3个月后如无明显骨痂形成或形成骨痂较少，外固定支架去除后接触端再骨折风险显著增加时，可考虑行断端新鲜化并自体骨游离植骨术；如患者不能耐受长时间携带外固定支架，可选择早期进行骨搬运接触端自体骨移植同时更换内固定，但必须确保感染已彻底清除。

2. Masquelet技术

一期手术的主要技术要点包括：对骨与软组织进行彻底清创，骨缺损处填充PMMA骨水泥（骨水泥填充包裹达两侧骨缺损断端的2~3cm），良好的软组织覆盖及骨缺损断端的有效固定；一期术后6~8周可行二期手术，二期术前需动态复查感染指标，当感染指标尤其是CRP出现持续下降至正常或基本正常时，方可行二期手术。二期手术的主要技术要点包括：保护已形成的诱导膜取出骨水泥，如术中怀疑仍残留感染病灶，建议再次取疑似感染组织进行细菌培养及组织病理学检查，骨水泥取出后，对骨缺损断端进行新鲜化，远近端髓腔扩髓，自体骨移植填充骨缺损，大段骨缺损时，可考虑使用同种异体骨或骨替代物，但建议自体骨与异体填充材料的比例不低于3:1，随后根据情况选择恰当的终末固定方式，缝合诱导膜形成密闭腔室，关闭创面常规放置引流。

3. 带血管游离腓骨移植技术

带血管的游离腓骨移植技术是最常用的骨缺损重建技术之一，建议此项技术由具有一定显微外科经验的医生完成。考虑到游离腓骨移植术后再股骨/胫骨化需要较长的时间，建议术后对患者进行密切随访，以降低再骨折及其他相关并发症的发生率。

（六）软组织缺损的修复

良好的软组织条件能有效降低感染的发生率，因此，不论骨感染采用何种治疗策略，一旦出现软组织缺损，建议应尽可能早期覆盖创面；此外，开放性骨折一旦出现软组织缺损，建议也应尽早关闭创面（建议1周内）。软组织修复的方法可采用皮瓣/肌瓣转移、游离植皮及皮肤牵张技术等。

（七）肢体功能的康复

不论采用何种治疗策略，术后均应重视积极的功能锻炼，以降低废用性骨质疏松、关节僵硬、足下垂等并发症的发生率。建议针对不同患者的特点及不同的治疗策略，采用个性化的术后康复策略，让患者尽快重返社会，改善生活质量。

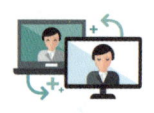

第三章 骨科远程医疗康复与管理

一、引言

远程康复专业人员通常由公共卫生和医学教育者、通信技术及健康信息化专家组成。目标是通过推广和应用信息技术，提高公众获取康复医疗资源、公共卫生教育资源及独立、自由生活方式的能力。

本指南旨在为远程康复专业人员提供基于患者需求的骨科远程康复医疗服务指导规划。因骨科康复范围太大，并与前期接受的治疗方式紧密相关，因此这些规划内容仅为一般性原则，并非指导远程康复的具体方案和实践准则，故不能作为临床医生进行临床决策的依据，也不能作为政策法规或行业标准。

二、范围和定义

远程康复指通过通信技术和远程信息交换来提供远程康复服务。从临床来说，涉及一系列医疗康复和适应性训练，包括评估、检测、预防、干预、监督、教育、咨询和辅导等。

远程康复可为患者在生命周期中的任何阶段提供持续性医疗护理服务。远程康复内容、专业服务人员和远程康复的服务场所灵活多样，如医疗服务和保健机构、诊所、家庭、学校、社区卫生服务中心等。广义的远程康复除了远程常规康复指导外，还包括远程语音、远程职业治疗、远程放射疗法和语言障碍治疗等，使用"远程康复"这一专业术语可以涵盖以上各方面通用专业术语，文中使用的"远程康复"可能会因应用范围和情形不同而有差异。

本文旨在介绍：远程康复服务时需要遵循的核心监督管理原则、临床实践原则、技术指导原则和伦理道德原则。

三、监督管理原则

各类远程医疗服务机构和/或专业人员应当遵守政府对于提供远程医疗服务的许可证、资质证明文件和实施远程康复服务的要求，以及其他资质证照审核、权限和法规要求。

远程医疗服务机构和/或专业人员应熟悉各地区的远程康复服务要求（包括保险公司/机构制定的责任要求）、远程康复专业人员所在地和远程康复患者所在地的资质审核要求、监管机构和认证机构的相关规定。

如有需要，远程医疗机构和/或专业人员应根据服务支付方（如保险公司/机构）的规定进行医疗服务费用的结算，明确远程康复服务内容（如使用远程监测设备等）。

医疗机构和/或专业人员应为患者建立可溯源的远程康复服务档案。远程康复服务人员可调取这些档案作为参考。

远程医疗机构和/或专业人员应熟练掌握远程医疗服务技术，熟悉信息交换工作站的设施和远程通信设施，并且确保患者的隐私和数据信息安全。

远程医疗机构和/或专业人员应确保患者的健康信息安全，同时，还应当制定患者电子病历管理指南，明确访问权限，确保未授权用户无法访问、更改、篡改、损毁或滥用患者信息。

远程医疗机构和/或专业人员应当制定确保患者知情权的相关制度，患者通过远程技术获取康复服务的权益和义务（包括投诉程序等）。

远程医疗机构和/或专业人员应在实施远程康复服务的全过程中，确保通信设施的可用性，以满足患者和远程康复服务提供者的需求。

参与远程康复研究的医疗机构和/或专业人员应当确保受试者权益。研究方案应获得伦理审查委员会（IRB）的审查批准，遵循相关政策法规和要求，保障参与者的自主决策和知情同意权，保护受试者隐私安全。

在远程康复服务项目策划和启动阶段，应该核实远程医疗机构和/或专业人员是否具备相关专业技术，合理、谨慎地选择康复治疗设备，专业人员应当熟悉设备的操作程序及性能、患者安全和设备的应用局限性，在提供服务前制定相应的实施方案。

远程康复医疗机构和/或专业人员需要制定符合机构的绩效评估、法规或认证要求的系统性绩效管理流程。

医疗机构和/或专业人员必须保证书面协定、谅解备忘录或合同文本内容符合法规要求。需要根据远程康复项目的政策法规和行业规范，在合同或协议中对有关各方进行行政监管、临床诊疗、远程技术和伦理道德约束。

四、临床实践原则

远程医疗专业人员在提供远程康复服务时，应遵守现有的临床专业实践指

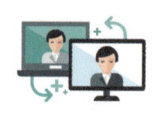

南。远程医疗服务机构和人员应结合实践指南对服务内容进行评估。由于患者康复情况多变，远程医疗机构和/或专业人员应根据临床诊断、患者知情选择和专业医疗护理标准，确定远程康复服务在具体个案中的适用性。

在任何情况下，远程康复服务专业人员需要具有特定的教育、资质培训和专业继续教育的经历，以确保为高质量和安全的远程康复服务提供专业技能。远程康复服务专业人员必须掌握相关设备的使用，并将患者可能存在的认知障碍、肢体障碍或知觉障碍考虑在内。

康复服务专业人员在进行互动交流式或存储信息传输式的远程康复服务时，需要根据治疗内容、通信技术、远程设备和客观环境等进行补充修订。专业医护人员在提供相关远程康复服务时，必须根据专业医疗护理标准和循证实践原则（如最佳循证依据、临床经验、患者价值观和期望值等）对远程康复服务内容进行修改和完善。远程康复服务内容应包括指导辅助人员辅导患者进行物理治疗或评估活动，通过共享数据或演示工具对信息进行数字化复制，或对患者所处日常环境进行暂时性改变。

在开始远程康复治疗之前，医疗专业人员应当确保位于远程治疗两端的所有人员为该治疗的参与者，告知患者在场的披露信息为参与治疗的个人信息。

五、技术指导原则

远程医疗机构和/或专业人员在进行远程康复时，必须确保用于诊断和/或治疗的设备正常可用。除基本技术之外，远程康复服务还需要额外的辅助设备，具体根据实际应用而有所差异，包括用于测量语音强度的测声计、用于听力评估的测听计或用于评估物理治疗力量和位置的在线测量工具和传感器等。

远程医疗机构和/或专业人员必须遵守有关技术安全的法规和医生守则。

远程医疗机构和/或专业人员必须确保远程医疗设备的安全性和数据存储、检索和信息传播的安全性。医疗健康信息保护方式，包括使用认证的技术和限制权限访问（仅向需要并具有访问权限的人员开放）。

远程医疗机构和/或专业人员必须确保使用远程医疗设备进行信息传输，或提供远程服务人员均已接受过设备操作和故障检修技术的培训，确保设备的安全性和有效性的管理程序。远程康复供应商必须了解视频会议相关设备操作规程，如投影仪和数据信息共享工具。在远程康复治疗过程中，配置各种治疗设备，音频、视频信号设备，方便视觉障碍和听觉障碍的患者使用。

医疗机构和/或专业人员必须制定和远程服务站点相关的管理制度，如远程服务站点的物理可及性、设备可使用性。这对于提供远程康复服务十分重要。远程康复服务人员必须考虑患者的各种潜在的障碍，如活动障碍、认知障碍、语言障碍、视觉障碍或听觉障碍等。

医疗机构和（或）专业人员必须遵循机构的政策和法规要求，制定针对远程医疗设备和患者外围辅助设备相关的感染控制政策和流程。此外，服务机构和（或）专业人员必须制定患者重复使用设备的清洁消毒和杀菌制度，避免交叉感染的可能性。

六、伦理道德原则

应用远程医疗技术提供远程康复服务时，专业人员应恪守职业道德和伦理原则。将医疗机构的价值观和道德原则整合于远程医疗服务政策和标准操作规程中。

开展远程康复服务时，应告知患者的权益和责任（包括自由拒绝权）。制定严格的道德问题解决程序和规则，评估、减少或消除远程康复服务过程中的利益冲突问题。

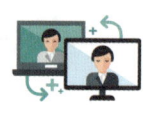

第四章　互联网+与骨科远程医疗结合（阳山模式）

一、背景

远程医疗是远程医学服务与现代信息技术的有机结合，在使用远程通信技术和计算机多媒体技术的基础上，打破时间、跨越距离提供集远程会诊、远程诊断、远程教学、远程医学信息服务等于一体的强大的医疗服务平台。其中，远程会诊和远程医学教育是最主要的医学活动。

《中共广东省委办公厅广东省人民政府办公厅印发〈关于加强基层医疗卫生服务能力建设的意见〉的通知》[粤办发（2017）2号]、《广东省人民政府关于印发广东省医疗卫生强基创优行动计划（2016—2018年）的通知》[粤府函（2015）364号]等文件要求：加快建设全省远程医疗服务体系，推动优质医疗资源纵向流动，为全省尤其是偏远地区居民享受优质便捷、高效、公平的基本医疗和健康服务提供支撑；《广东省远程医疗服务体系建设方案的通知》[粤卫发（2017）56号]文件，要求充分利用互联网、大数据云计算、物联网等现代信息技术及现代医疗技术，汇集利用全省优质医疗服务资源，分步建设覆盖各级、各类医疗机构的远程医疗服务体系，实现跨地域、分层次的远程会诊、远程病理诊断、影像诊断、心电诊断、监护指导、手术指导、远程教育等远程医疗服务，开展国际、省际远程医疗，提升基层医疗服务能力，为我省居民提供优质、便捷、高效、公平的医疗健康服务。

二、阳山县骨科远程医学中心开展远程医疗的应用情况

2015年6月29日，广东省第二人民医院阳山医院集团成立后，充分利用广东省第二人民医院的网络医院优势资源，着力打造以网络医院为触手的省、县、镇、村医疗服务一体化精准帮扶的"阳山模式"，即县级远程医疗中心上接省级远程医疗中心，向上级医疗机构发起急危重症抢救与疑难病的远程诊断（会诊）申请；下接属地的乡镇卫生院、试点村卫生室，为基层医疗机构提供远程医疗会诊、转诊等服务。2017年7月，进一步启动阳山县网络医院分院2.0版服务新模式，拓展完善了包括网络医院预约会诊、线上线下能力提升培训等新功能，并通

过网络医院组建阳山县域内的专科联盟，实现了省、县、镇、村四级实时的病例会诊和学习讨论，使得技术帮扶管理一体化、学术交流及培训碎片化，健康管理落实于全程，取得了良好的社会效果。

（一）远程会诊

阳山县网络医院实行远程会诊制度，由卫生院直接预约至骨科远程医学中心，线上线下会诊相结合，根据病情实行双向转诊制度，使阳山县网络医院远程会诊在监管下，形成可追溯、可管控、可持续的帮扶医疗服务。开通范围：阳山县人民医院、阳山县中医院、阳山城东医院、阳山县妇幼保健院及卫生院（黎埠）、黎埠镇燕岩村卫生站、黎埠镇界滩村卫生站等。

远程会诊采用现代通信、电子和多媒体计算机技术，依托区域性信息平台或多个医疗机构之间的信息网络，实现医疗信息的远程采集、传输、处理、存储和查询，通过搭建对异地患者的咨询、会诊、监护、查房、协助诊断、指导检查、治疗、手术、教学、信息服务及其他特殊医疗活动的信息平台，实现各个医疗机构之间一对一、一对多、多对一的远程医疗服务。

远程会诊主要通过远程会商形式进行，包括在线式会诊、预约式会诊。

在线式会诊：邀请方通过远程医疗平台在线提交病例申请会诊，由受邀方或平台设立的平台管理中心（调度员）对申请病例的患者资料进行初步审核，会诊病例资料不足等导致审核不通过的病例将退回到邀请方，需要申请医生补充完整重新提交申请；审核通过的病例将由会诊管理人员（调度员）分配给相应的医生，安排会诊时间、会诊室等，邀请方和受邀方根据时间安排，申请医生和受邀专家对特定的疾病诊断探讨。

预约式会诊：邀请方需要专家进行远程会诊，且明确参加会诊的人员，通过在远程医疗平台上传会诊材料和病历信息，在线提交会诊申请时直接指明会诊专家，若是交互式会诊，专家在指定的时间，由各方医院的会诊管理人员协调上线会诊系统，借助视讯系统进行交流沟通、探讨。针对特殊患者，支持床边监护仪、呼吸机等生命体征数据的实时传输，视频观察患者身体情况，为会诊专家提供连续、动态的病情观察。若是离线会诊，由申请方递交会诊申请信息和病历资料进平台，受邀方医院会诊管理人员通知指定专家并按预约时间给出会诊指导意见。

广东省第二人民医院骨科远程医学中心通过远程会诊管理系统对各类远程会诊进行分类综合管理。按会诊需求双方协商选择合适的会诊方式，或单科、多科会诊，或急诊、普通会诊，或临床会诊、影像会诊，或在线互动、离线会诊等。首先，阳山县骨科远程医学中心在远程会诊管理系统提交远程会诊申请，预约广东省第二人民医院骨科远程医学中心的专家，再将患者在社区卫生服务机构详细的病历资料及检查结果上传至远程会诊管理系统，然后，广东省第二人民医院骨科远程医学中心负责联系相关专家，确定会诊时间。若在线互动会诊，双方约定时间，借助远程平台以现场交流的方式进行，必要时通过远程移动车让床边患者进入线上，三方实时互动交流。若因受邀专家时间受限等因素，可选择离线方式会诊。最后，由广东省第二人民医院骨科远程医学中心将会诊意见通过远程会诊管理系统传输至阳山县骨科远程医学中心。此外，除会诊预约、会诊审核功能外，远程会诊管理系统还具有会诊数据整理等功能。

远程医疗平台搭建起来后，阳山县骨科远程医学中心通过收集本中心日常医疗活动中遇到的各种复杂疑难病例，借助远程医学平台与广东省第二人民医院骨科远程医学中心专家共同进行探讨，深入剖析病因并作出明确诊断和指导治疗的方案。阳山县骨科远程医学中心也可组织人员参与广东省第二人民医院骨科远程医学中心疑难病例讨论学习。自2018年3月开通至2020年6月底，阳山县骨科远程医学中心共进行远程会诊667例，阳山县提供病历146例，转诊12例，线上培训超过562人次。

2018年6月，广东省医学学术直通车——创伤骨科学阳山行活动暨2018广东省首届骨科远程医学分会高峰论坛在阳山县碧桂园酒店隆重召开，成立了广东省骨科远程医学分会，对提高我省基层医疗卫生机构的骨科远程医疗救治能力，落实分级诊疗，助力优质医疗资源下沉，实现各级医院和患者的共赢具有重要意义。2018年12月8日，第五届中国远程医疗及AI论坛暨首届亚太区域远程医疗国际论坛在中国广州南沙霍英东鹤年堂中医馆隆重开幕，会上阳山县卫生健康局领导、县人民医院专家都进行了阳山远程医学模式的介绍，当天下午举行广东省第二届骨科远程医学分会高峰论坛暨《骨科远程医疗规范》审稿会分论坛，都标志着广东省第二人民医院骨科、阳山县骨科远程医学中心建设逐步规范化，为其他专科远程会诊提供实践经验指导。

（二）远程医学教育

依托远程医疗平台，广东省第二人民医院骨科远程医学中心专家通过音视频和课件等方式为基层医生提供业务培训、教学及技术支持，开展"一对一"或者"一对多"的远程教育培训。远程医学教育包括网上图书馆、医学视频、医学文档、手术直播或点播、医疗文献、远程上课、学习考试等。医疗技术人员通过观看医疗教学视频、观摩手术示教、查阅医疗文献等方式提高自身医疗服务能力。医疗技术人员按照要求进行远程上课、学习考试和学分获得，上课和考试过程有摄像和远程截屏监控，杜绝"机开人不在"等舞弊行为。患者和家人通过集中观看医疗宣传教育视频，提高医疗认知水平。

广东省第二人民医院骨科远程医学中心远程医学教育课程由阳山县骨科远程医学中心根据实际需求申请拟定课程内容，或由广东省第二人民医院骨科远程医学中心专家教授自行确定课程内容，整合形成课程计划，每半年安排10~12次远程医学教育课堂。阳山县骨科远程医学中心按计划组织卫生院、卫生站等相关专业技术人员，以及中心实践基地实习进修医学生通过远程医学平台共同在线学习，课后可与专家教授互动答疑交流。此外，负责临床教学人员均可带领医学生参与相关专业的远程会诊、远程病例讨论的学习与互动。

（三）远程双向转诊

双向转诊主要是指根据病情和人群健康需要而进行的医院之间的双向合作诊治过程。邀请方通过远程医疗平台，将超出本院诊治范围的患者或在本院确诊、治疗有困难的患者转至上级医院就诊；反之，上级医院将病情得到控制、情况相对稳定的患者转至下级医院继续治疗、康复。邀请方医生在远程医疗平台上录入患者电子病历信息，填写双向转诊申请单；受邀方接受请求，区分需要门诊治疗还是住院治疗，根据转诊申请安排就诊服务，根据患者病情提出治疗意见和建议。

下级医院向上级医院转诊危重患者时，医生通过双向转诊系统向上级医院发出转诊申请，上级医院同意收治后，医生把患者的信息和病历资料上传到远程医疗平台，安排车辆将患者送至上级医院。上级医院诊断的危重患者进入康复阶段后，可向下级医院转诊，医生通过双向转诊系统向下级医院发出转诊申请，下级医院确认接收后，通过远程医疗平台接收患者信息和病历资料，并接收上级医院转来的患者。

目前除骨科远程医学中心已投入使用外，心内科、眼耳鼻喉科、放射科、妇科、产科、神经内科、普外科等专科远程医学中心已相继投入使用并取得初步成效。

（四）远程诊断

阳山县网络医院通过对远程医学中心功能的拓展，建立了阳山县域诊断中心，包括远程心电诊断中心、远程影像诊断中心、远程检验诊断中心、远程病理诊断中心，实现了"村镇检查、县级诊断、省级会诊"三级远程诊断体系。

远程心电诊断中心：自2017年8月启动实时远程动态心电监护系统建设，至今已在县妇幼医院、县中医院及13家卫生院全面铺开，基层单位检查，县人民医院诊断，遇有疑难病例直接由广东省第二人民医院会诊，诊断费用由县人民医

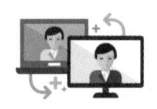

负担,既解决了基层诊断医生不足的问题,也方便了患者,减少患者支出,同时让患者留在本地治疗,减少外出就医的不便和节省时间、费用。自启动至2020年6月底,远程心电诊断中心合计完成动态心电5 955例、常规心电98 090例的远程诊断,为患者提供了极大的便利,也提高了县域内心血管系统疾病的诊治率。

远程影像诊断中心:2018年2月启动建设以来,已实现县人民医院与县妇幼保健院、城东医院等与广东省第二人民医院远程影像诊断中心的系统对接。截止到2020年6月底,共进行远程会诊50例,远程教学45次,参与远程阅片学习培训350次,共计培训2 010人次;进行远程MRI诊断共计1 784例。为基层卫生院进行远程X线片诊断3 489例,有效地解决了基层影像医生人员不足和诊疗水平普遍较低的问题。

超声远程诊断中心:2018年5月开通,目前已经远程会诊9例,远程培训23人次,取得初步成效。提高了基层医院超声检查的诊断准确率和基层医师的技术水平及经验。

阳山县域远程诊断中心的建立,为疾病的诊治赢取治疗的黄金时间,不仅符合国家卫生健康委提出的"关口前移、重心下移"的健康计划宗旨,夯实基层医疗慢病体系根基,而且还节省了患者外地就医所增加的费用和减少周折,有助于推动分级医疗及双向转诊等制度的贯彻与执行,推动社会公共医疗事业长远发展。

(五)AI医生村村通

鉴于"互联网+医疗健康"在提升基层医疗卫生水平,助力健康扶贫上有着巨大的优势,但桌面对桌面模式的网络远程医疗仍然存在一定的局限性,尤其是类似阳山县一些交通不便的偏远山区,村医从村卫生站出发骑着摩托去到村民家里都得20分钟,有的甚至超过30分钟。村里行动不便的老年人很难来到村卫生站进行远程会诊。为了进一步提升基层医疗卫生水平,提高优质医疗资源的可及性,在广东省第二人民医院互联网医院的支持下,阳山县网络医院"互联网+医疗健康"工作再次升级迭代,"手机里的AI医生"应运而生,成为破解区位难题的重要利器。

简单概括,AI医生实际上是一个手机APP软件"叮呗",并配备一台只有2.5kg重的便携式监护仪,用于采集患者心电图、血压、血糖、血氧、脉率、体温等基本的健康信息。目前"叮呗"人工智能医生已经覆盖了200多种常见病,囊括了普通社区医院日常诊断的90%的病种,达到中级以上医师(相当于临床主治医师)专业水平。"叮呗"汇集整理了11.8万多条医学词条,3 674种疾病,5 375种临床表现,4 495个化验指标,1 773个检查标志物,180万条医疗知识点的相互关联经验，456份单病种临床指南，3亿份三甲医院医疗病历等，构建了庞大的中文医疗词库和医疗知识图谱。

AI医生安装在村医的手机上，解决了村民希望解决而村医不会解决的医学问题。如果遇到村医难以判断的情况，只要根据村民的症状描述在手机上一步一步问诊，AI医生就能帮助辅助诊断，准确率高达95%。经过AI医生辅助诊断后，如果村医还是拿不准，还可在手机APP中输入文字病情描述、拍照、录制视频、采集音频等信息，同时把这些信息全部推送给云端的广东省第二人民医院网络医生来进一步帮助诊断，相当于远程会诊从电脑到了手机上。

阳山县55个省定贫困村作为AI医生村村通项目全省首批试点单位，取得了可喜成效，据统计，自2018年7月底启动项目以来，至2020年6月底通过AI医生进行诊疗11 465例，其中86例疑难危重患者转诊到阳山县人民医院进行治疗，并开展3轮集中培训和1轮精准一对一培训，共计培训265人次。明显提高了优质医疗资源的可及性，减轻了群众的就医负担，还为村医提供继续教育，助力当地健康扶贫。

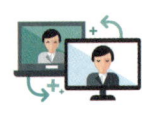

第五章 县域骨科创伤救治远程医疗系统的建设

一、引言

为了使创伤患者能得到及时有效救治、降低致死率和致残率，近年来，国家卫生健康委出台文件，强力推动创伤救治中心建设，努力实现创伤患者的及早有效救治。救治中心实施院前及院内密切配合、高效对接、急救关口前移，能有效提高创伤患者救治成功率。随着远程医疗技术的广泛发展及其与实际医疗工作的融合，在骨科创伤远程急救时利用现代信息技术和网络技术可进一步将120急救快速调度、现场急救、转运急救和监护、院内救治等各环节高效对接，实现院前与院内信息共享、院前远程会诊及院前院内无缝对接，为构建快速、高效、全覆盖的创伤救治体系打好基础。

二、总体要求

建设县域内医疗机构紧密结合的，拥有远程急救、远程监护、院前远程会诊、院前院内无缝对接功能的创伤救治远程医疗系统，与院前急救网络密切结合，依托120指挥调度平台，通过三级创伤救治远程医疗急救站实施县域内创伤疾病的高效救治。

创伤救治远程医疗系统充分运用现代信息和网络技术，以无线通信系统、计算机网络为纽带，进行实时视频监控、生命体征远程监测、移动电子病历实时传输等。通过该系统，现场急救可获得后方创伤救治远程医疗急救站及骨科（创伤）远程医学中心的技术指导，现场情况还可及时提供给120急救指挥中心。120急救指挥中心依据患者创伤病情，结合县域内医疗机构的实际情况，做出急救转运调度。在急救转运过程中，患者视频状况、生命指标的监测数据实时传送到急救会诊平台，医院创伤救治专家可及时对患者的数据和症状进行分析，提前形成整体救治方案并开启院内绿色通道进行抢救，使院前急救、转运与院内救治结合在一起，实现创伤救治的整体性和连续性，为创伤患者的及时、有效救治节省宝贵的时间。

三、实施规划

（一）建设基于县域医疗网络的创伤救治远程医疗急救站

充分了解所在县域医疗条件，利用现有总体诊疗网络的基础，结合县域网络资源和医疗临床环境，建设三级创伤救治远程医疗急救站。乡镇卫生院及救护车单元设立一级远程急救站，承担一般创伤患者的现场医疗救护及急危重症患者的转运；二级医疗机构、有手术条件的中心乡镇卫生院分片区设立二级远程急救站，承担辖区内一般创伤患者的现场医疗救护及一级急救站危重症患者的转诊，并可通过远程会诊途径及时获得骨科（创伤）远程医学中心的技术支持；县域医联体主要医院或牵头医院的急救中心设立三级急救站，原则上与区域骨科（创伤）远程医学中心进行数据共享，承担二级、一级急救分站危重症患者的转诊及疑难危重症患者的医疗救护，并通过远程会诊途径及时获得上级医院专家的技术支持。

县域创伤救治远程医疗系统创建的过程中，要根据各成员单位的专科特长、所在区域人口、辐射范围及常见病、多发病的特点，帮扶带动各成员单位完成三级远程急救站建设，并与胸痛中心、卒中中心等其他救治平台有效衔接。

（二）建设县域各片区的骨科（创伤）远程医学中心

创伤救治的良好效果需要专业化的创伤急救队伍和完善的创伤急救体系进行保障。骨科专科作为医院骨科创伤救治专业化技术团队，在创伤患者救治中起着重要作用，骨科（创伤）远程医学中心利用远程医疗技术将专业救治延伸到院前，能提高创伤患者院前救治效率，缩短院前院内转运时间，使患者能在最短时间内获得最专业的治疗。院前创伤急救队伍到达现场立即规范实施伤情评分，对患者伤情准确评估，利用信息设备搭建远程网络会诊平台，第一时间连通骨科（创伤）远程医学中心寻求远程会诊支持，在患者转运至医院途中已完成多学科联合会诊。根据患者伤情分级，各急救站开放创伤绿色通道并将损伤控制技术前移至急诊科，可缩短严重创伤患者的救治时间，降低死亡率，提高抢救成功率。

骨科（创伤）远程医学中心配套高清视频、语音系统，可实现医疗信息共享。除了开展专业的应急救治，提高诊疗效率，在平时还可以进行专业学术交流、病例会诊、手术指导等，客观准确地了解各医疗机构的骨科创伤救治情况，评价骨科医生诊疗能力，教育、提升骨科医生创伤救治技术水平，形成区域骨科系统化诊疗、交流平台，提高县域创伤疾病协同救治能力。

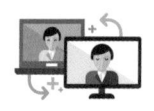

（三）建设院前急救远程调度系统

院前急救远程调度系统，需要在现行的县域120急救系统，利用医疗急救网络进行集中受理、分散救治的基础上进行提升。根据呼救内容，以电子地图或卫星定位及车载系统等提供的信息为参考依据，迅速由计算机辅助决策系统制定急救措施，确定派车方案、出车单位及派往医院；利用有线/无线指挥调度技术与计算机广域通信网络，及时向相应出车单位下达出车派遣单或出车命令，同时通知相关医院做好救治患者的各项准备工作。120急救指挥中心加强院前急救环节各要素的质量控制，重点对人员、车辆、网络通信、时间、医疗技术等要素实施质控，从各个环节为患者及时救治争取宝贵的时间。

院前急救远程调度系统采用高清灵敏的网络摄像设备，在无线互联网、卫星定位系统等多种网络支持下，实现高清图像远程传输和车辆实时定位。在系统平台，通过车载视频系统或个人携带视频系统在第一时间掌握救治现场的周边环境和现场救治情况；通过车载卫星定位系统确定救护车的远程定位和实时行车轨迹，甚至可以根据道路交通情况，随时对救护车的行车路线进行调度。

（四）建设智能急救车载系统

智能急救车载系统设置救护车内外视频、卫星定位、生命体征监测数据显示屏幕，可实时看到救护车内患者的情况，通过车载监护系统或远程监测系统了解患者心电、呼吸、血压、血氧、脉搏等生命体征情况，并可在线指导随车医护人员对患者实施正确的抢救。通过对病情及救护车定位的评估，安排院内医护人员做好手术或ICU准备，让患者免于急诊科分诊、等待的麻烦，直接接受手术，提高救治成功率。

在具体应用中，现场急救人员对患者进行必要的检查、评估、诊治后，转运上车，并将患者相关信息与生命体征输入车载信息系统。车载信息系统将所有资料同步传入相应的创伤救治远程医疗急救站，与院内骨科（创伤）远程医学中心数据库进行对接，实现资料的整合。院内接收信息后对患者情况进行分析，并请相关专家在线会诊提出指导意见，院内医生协调急诊室、病房和手术室，将床位和手术方案预案等信息反馈给出车医生，使现场的人员了解到院内的治疗方案。通过出车医生和院内的沟通，避免120急救车到达急救站后的二次转运，最大限度地避免由于病房床位紧张，手术室满负荷或病情特殊，患者在急救站初步诊疗后，再次寻求120急救车转往其他医院的二次甚至多次转运，最大限度地节省抢救时间，减少无效的患者周转和出车次数。

四、骨科创伤救治远程医疗系统的技术条件

（一）无线视频监控功能

目的是将急救车图像及时回传到监控中心。中心通过在急救车上安装无线CDMA（码分多址）视频服务器，使用CDMA上网卡，传输清晰连贯的视频，让医院医护人员及时获取车内及车外的场景信息。本地硬盘录像能记录出发到入院过程中的一切救护现场视频。

（二）120对讲功能

语音对讲指挥系统支持单呼、预定义组呼、临时组呼功能，普通语音通话、短信功能；支持多组设置，可在多组间切换。可顺利实现医院医生与现场救治人员的信息互通。

（三）卫星定位系统

可及时了解车行位置、速度、方向等，指挥中心可实时获得无线传输过来的视频、音频，紧急情况时可及时咨询专家意见和建议；可及时了解急救的当前状态，包括车行位置，方便院方积极准备。

（四）生命体征参数实时采集及回传功能

急救车配备多参数床旁机或远程多参数随身机，通过视频系统或数据远程传输系统传输到医院的工作站，院内医生可更好地在线指导出车医生对患者实施正确的抢救，并做好院内救治衔接工作。

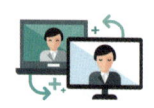

后 记

在2018年6月筹建广东省生物医学工程学会骨科远程医学分会时，200余同行不远万里奔赴广东粤北山区清远市阳山县参加成立大会及高峰论坛，在会议交流当中，很多学者对专科联盟形式的远程医疗模式颇感兴趣，并建议将编写本书作为骨科远程医学分会成立后的头等事项，因此2018年10月8日即以分会为依托成立了本书编写小组。本书从筹划、编写到成册历时2年时间，在分会专业人员的大力支持下，由业务骨干执笔精心撰写，并经数次修改完善，最终定稿。在本书编写过程中，基于对远程医疗知识的储备不足，编者与国内各主要远程医学中心建立了密切联系，积极参加亚太区互联网医疗大会和国内各级远程医疗相关会议，并与国际学术组织——全球医生组织密切合作，该组织中国代表处总代表时占祥教授3次亲临广州指导本书编写。在此对时占祥教授及指导、编写本书的广东省生物医学工程学会尤其骨科远程医学分会的专家、委员，一并表示感谢！本书介绍的骨科远程医学中心模式，主要是基于广东省第二人民医院（互联网医院）在阳山县开通的省、县、镇、村远程会诊平台上，开创性地将医院远程会诊中心下延至各临床科室的远程医疗"桌面对桌面"模式，在此向提供实践支持的广东省第二人民医院、阳山县卫生健康局、阳山医院集团各成员单位表示衷心的感谢！

同时因我们水平和经验有限，本书肯定存在许多瑕疵，敬请读者批评指正。

参考文献

蔡佳慧，田国栋，张涛，等，2011．我国远程医疗法律与政策保障现状分析与建议［J］．中国卫生信息管理杂志，8（4）：28-31．

蔡佳慧，宗文红，张涛，等，2012．部分国家远程医疗相关法律法规现状及对我国的启示［C］//中国卫生信息学会．2012中国卫生信息技术交流大会暨两岸四地卫生信息化交流会议论文集．大连：中国卫生信息学会：172-175．

蔡雁岭，翟运开，侯红纳，等，2016．基于远程医疗网络角色的成本—效益分析［J］．中国卫生经济学，33（10）：8-10．

蔡盈芳，2010．基于云计算的信息系统安全风险评估模型［J］．中国管理信息化（12）：75-77．

曹艳林，王将军，郑雪倩，等，2012．远程医疗规制研究探讨［J］．中国数字医学，12（05）：77-79．

陈珂，2014-01-03．患者远程会诊诊费报销［N］．青岛早报．

陈妍妍，张晓祥，邹晓旭，等，2014．远程医疗对提升县域医疗服务能力的作用研究［J］．中华医院管理杂志，30（06）：408-410．

成秋娴，李秀明，冯丹，等，2015．协调利益关系促进我国远程医疗的发展［J］．医学与哲学，36（24）：88-92．

邓巧燕，陈红缜，赵文，等，2011．浅析远程医疗的现状及其困境［J］．医学与法学，03（1）：55-59．

迪娜·木拉力，胡昕，2018．远程医疗在肺癌中的应用及前景［J］．实用肿瘤学杂志，32（6）：555-557．

都天慧，袁梦玮，屈云，2017．基于安全性和用户体验的远程康复系统设计［J］．中国医疗器械杂志，41（2）：110-113．

冯春芳，2018．远程医疗信息管理平台探讨［J］．中国新通信，20（19）：213．

傅征，连平，2004．远程医学［M］．北京：人民军医出版社．

贡欣扬，苏婷，杨邑，等，2015．我国远程医疗发展现状调查研究［J］．中国卫生信息管理杂志，12（2）：160-164．

贡欣扬，苏婷，杨崑，等，2015．我国远程医疗发展现状调查研究［J］．中国卫生信息管理杂志（2）：160-164．

桂晓钟，赵顺，2013．商业模式下的区域医疗卫生信息化建设再思考［J］．中国医疗前沿（4）：108-109．

郭强，徐国恒，1999．远程医疗的应用及发展［Z］．苏州：533-536．

韩晓玥，2018．远程医疗损害责任类型化研究［J］．医学与法学，10（4）：13-18．

侯景义，汤毅勇，李玉希，等，2018．智能手机在监测腰椎术后患者远程康复训练依从性中的应用

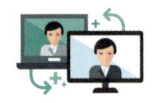

［J］．中国骨科临床与基础研究杂志，10（3）：140-145.

华天石，华永良，2015．美国家庭远程医疗临床指南［J］．中国数字医学，10（3）：99-100.

皇俊，2014．创伤骨科现场急救与远程专科医生技术指导［D］．苏州大学，4：6-13

黄薇，李艳军，2017．基于远程医疗的突发急诊创伤救治效果分析［J］．中国卫生质量管理，24（6）：78-81.

季磊，2018．试述远程医疗的开展现状与对策研究［J］．经济师（12）：244-245.

康晓东，叶颖，2000．远程医学接入方式的比较及 ISDN 的应用研究［J］．医疗卫生装备（2）：24-26.

寇云，李永刚，2018．欧美发达国家远程医疗实践及对我国的借鉴［J］．中国卫生管理研究（1）：140-149.

来勇臣，叶舟，李慧，2015．远程骨科机器人系统引进与应用［J］．中国数字医学，10（11）：75-77.

李定样，李长胜，李立杰，等，2019．基于 5G 网络的远程医疗服务［J］．数码世界（6）：10.

李雪斐，拜争刚，姚倩，等，2013．中国远程医疗研究现状分析［J］．中国循证医学杂志（10）：1194-1199.

李虹彦，聂文博，殷欣，等，2014．远程医疗在老年保健中的应用［J］．中国老年学杂志，32（7）：3802-3804.

廖菁，杨建萍，朱文勇，2011．远程医疗咨询系统的设计与应用［J］．实用医院临床杂志，6（8）：206-207.

刘建炜，杨晓文，许友侨，2015．我国远程医疗领域中有关法律问题的研究［J］．中国卫生法制（4）：62-65.

刘小莉，2019．医联体模式下的远程医疗应用［J］．健康必读（11）：248.

刘冉冉，李秋菊，任添华，2019．公立医院深入开展远程医疗服务的困境与突围思考［J］．山西医药杂志，48（09）：100-103.

刘文生，2016．贵州突破远程医疗支付困境［J］．中国医院院长（8）：30-31.

刘炫麟，刘思伽，2017．远程医疗及其法律规制研究［J］．中国医学伦理学，30（11）：1317-1321.

刘洪雷，张世红，门一帆，等，2018．关于远程医疗国内外政策分析与启示［J］．中国医院，22（6）：39-42.

刘婷，2018．城镇职工医疗保险运行中存在的问题与对策［J］．现代经济信息（10）：13.

陆春吉，李亚子，郭珉江，等，2017．构建"远程医疗＋医保"深入推进分级诊疗模式探讨［J］．医学信息学杂志，38（11）：53-59.

罗俊卿，李春林，简明，等，2012．发展远程医学促进医院信息化全面发展［J］．武警医学（5）：456-458.

牟岚，金新政，2012．远程医疗发展现状综述［J］．卫生软科学，26（06）：506-509.

牛瑛，廖远桥，黄颖，2014．云计算虚拟应用服务平台支持下的远程移动医疗工作站［J］．中国数字医学，9（11）：77-79.

时占祥，程龙，2017．远程医疗实践国际规范与指南［S］．北京：中国人口出版社.

田军章，唐浩，张进，2013．基于物联网及远程医疗的新型应急救援系统［J］．中国医疗器械信息（6）：25-27．

田伟，王满宜，郭源，等，2016．实用骨科学［M］．北京：人民卫生出版社．

汪鹏，吴昊，2014．国内外移动互联网医疗应用现状及未来发展趋势探讨［J］．中国数字医学，9（01）：8-10．

王辰．卢清君，2017．以专科医联体和远程医疗带动基层学科建设［J］．中华医院管理，33（1）：1-2．

王能才，刘海珍，韦哲，2018．基于物联网的远程医疗信息服务平台示范及应用［J］．中国医学装备，15（2）：87-89．

王昌元，2016．大数据分析与远程医疗［J］．中国医学文摘-皮肤科学，33（1）：17-19．

王联，2019．现行远程医疗系统的建设路径研究［J］．经营者，33（3）：27．

王雪冬，董大海，2013．国外商业模式表达模型评介与整合表达模型构建［J］．外国经济与管理，35（4）：49-61．

王志博，王九生，2012．远程医疗主要功能及发展战略前瞻［J］．中国卫生信息管理杂志，9（6）：32-34，40．

王虹，2010．3G时代远程医疗的关键技术［J］．中国医院（7）：47-50．

王婧婷，王园园，袁长蓉，2013．远程康复在健康管理中的应用现状［J］．解放军护理杂志，30（19）：21-23．

杨旭，2012．创伤绿色通道的急救模式体会［J］．医药管理（06）：14-15．

卫兵，张磊，李斌，等，2014．基于物联网的新型远程医疗监护系统的设计与研究［J］．宿州学院学报（6）：74-77．

鲜华，李捷，刘斌，等，2012．远程医疗系统在重型脑外伤院前救治中的应用［J］．中国急救医学，32（8）：747-749．

徐协群，潘慧，于健春，等，2013．远程医学在外科和外科教学中的应用［J］．基础医学与临床，10（10）：1142-1145．

胥少汀，葛宝丰，徐印坎，2016．实用骨科学［M］．北京：人民军医出版社．

袁华苑，2014．慢性心力衰竭远程医疗与远程管理现状及进展［J］．医学综述，20（17）：3168-3170．

翟运开，周银龙，孙东旭，等，2014．我国远程医疗发展的政策约束及其纾解［J］．中国卫生事业管理，31（10）：728-731．

翟运开，谢锡飞，孙东旭，等，2014．我国远程医疗发展的法律与医疗伦理的限制及其化解［J］．中国卫生事业管理，31（11）：808-811．

翟运开，朱卫军，孙东旭，2014．远程医疗技术在骨科领域的应用：Web of Science 数据库文献学分析［J］．中国组织工程研究，18（22）：3597-3599．

翟运开，刘新然，路薇，等，2019．基于改进作业成本法的远程医疗服务项目成本核算［J］．中华医院管理杂志，35（8）：678-682．

翟新海，郝姜菲，董纪平，等，2013．远程医学系统工程与政策建议［J］．中国卫生信息管理杂志（4）：305-308，312．

张铠麟, 2010. 我国电子政务项目外包现状分析及对策建议 [J]. 中国管理信息化, 13 (21): 55-57.

张牡丹, 蒋捷, 刘健, 等, 2019. "互联网+" 远程医疗体系建设实践研究 [J]. 医学信息学杂志, 40 (6): 13-17.

张敏丽, 张兰芳, 2017. 远程急救指导在院前急救中的应用 [J]. 国际医药卫生导报, 23 (18): 2931-2934.

张培影, 胡广禄, 杨城, 等, 2014. 远程急救救治与指导系统设计 [J]. 学术论坛-技术装备 (1): 90-92.

赵杰, 崔震宇, 蔡雁岭, 等, 2014. 基于远程医疗的资源配置效率优化 [J]. 中国卫生经济学, 33 (10): 5-7.

中华人民共和国国家卫生健康委员会, 2018. 全国医院信息化建设标准与规范（试行）[S/OL]. 中华人民共和国国家卫生健康委员会, [2020-03-10]. http://www.nhc.gov.cn/ewebeditor/uploadfile/2018/04/20180413162542120.pdf.

中华医学会骨科学分会创伤骨科学组, 中华医学会骨科学分会外固定与肢体重建学组, 中国医师协会创伤外科医师分会创伤感染专家委员会, 等, 2018. 中国骨折内固定术后感染诊断与治疗专家共识（2018版）[J]. 中华创伤骨科杂志, 20 (11): 929-936.

周麒, 2015. 远程医疗在现代化儿童医院的应用 [J]. 中国数字医学 (9): 84-85.

邹志辉, 陈宇杨, 孔颖文, 等, 2016. 远程医疗的伦理问题与对策探讨 [J]. 医学理论与实践, 29 (15): 2137-2139.

BERTANI A, LAUNAY F, CANDONI P, et al, 2012. Teleconsultation in paediatric orthopaedics in Djibouti: evaluation of response performance [J]. Orthop Traumatol Surg Res, 98 (7): 803-807.

MCCARTHY L, KNOX P L, 2012. Urbanization: an introduction to urban geography [M]. 3rd ed. Boston: Pearson: 459.

ONG ME, QUAH JL, HO AF, et al, 2013. National population based survey on the prevalence of first aid, cardiopulmonary resuscitation and automated external defibrillator skills in Singapore [J]. Resuscitation, 84 (11): 1633-1636.

RODRIGUES J, 2013. Digital advances in medicine, e-health, and communication technologies [M]. Hershey, PA: Medical Information Science Reference: 399.

SYED TA, SADIQ Z, SHAH YR, et al, 2007. Role of mobile multimedia messaging service (MMS) in trauma and orthopaedic telediagnosis [J]. Eur J Orthop Surg Traumatol, 17 (6): 603-607.